インプラント材料 Q&A

臨床の疑問に答える

吉成正雄 著

マテリアル編

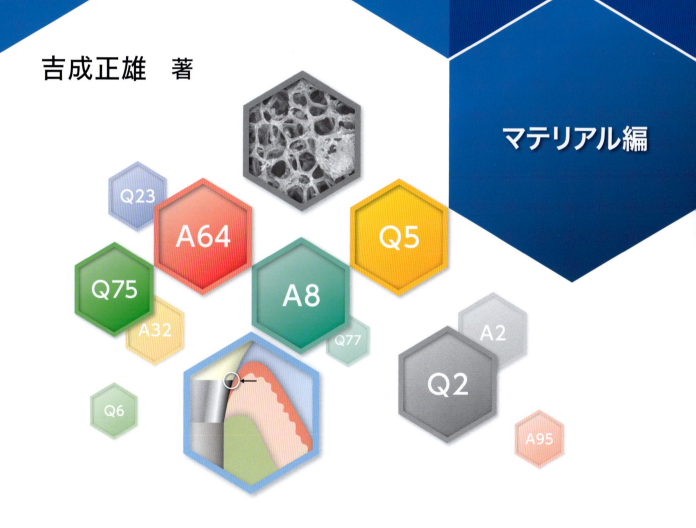

医歯薬出版株式会社

This book was originally published in Japanese
under the title of:

INPURANTO ZAIRYOU Q&A MATERIARU HEN
(Materials of Dental Implant Q&A Volume 1, Material)

YOSHINARI, Masao
  Professor, Oral Health Science Center, Tokyo Dental College

© 2017 1st ed.

ISHIYAKU PUBLISHERS, INC.
  7-10, Honkomagome 1 chome, Bunkyo-ku,
  Tokyo 113-8612, Japan

序　文

　有効な欠損補綴治療として患者のQOL向上に寄与している口腔インプラント治療が，真に社会に受け入れられるためには「口腔インプラント学」の構築が不可欠であるとの指摘を受け，『歯界展望』に2012年1月から1年間「インプラントを材料学から見直す」，さらに優れた臨床家とのディスカッションを重ね，2015年1月から2年間「インプラント材料：臨床の疑問に答える」を連載した．

　これらの連載をきっかけに，日々の臨床のなかで疑問を抱いた歯科医師にその疑問を解く手がかりとなる書籍，すなわちインプラントをめぐるトラブルに対し，材料学的な視点からアドバイスを行えるまとまった書籍が必要であると聞いた．歯科臨床と基礎歯学とを関連づけたインプラント材料の書は数少ないことにも端を発している．多くの先生方の協力のおかげで，エビデンスに基づく臨床と基礎を融合した本書を発刊することができたと思っている．

　本書は「マテリアル編」と「クリニカル編」の2分冊で構成され，マテリアル編では「材料の基本的知識」を，クリニカル編では「臨床的考察」に力点をおいて記載した．マテリアル編とクリニカル編に同じタイトル（例：骨補填材）があっても，マテリアル編では基礎的な解説とし，クリニカル編では臨床応用に役立つ記述とした．

　本書はQ&A形式にし，まずQuestionに対するAnswerを簡潔に記述し，詳しい解説はその後に加えることとした．日常忙しい臨床家の先生方は，まずQとAをご覧になり，詳しい内容を知りたい項目については，その後に記載されている解説文を読んでいただければ理解が深まると考える．

　「マテリアル編」では，材料の基本的・普遍的な事項はすでにわかっていることであってもしっかり記述するとともに，インプラント臨床と関連する材料の新しい情報をできるだけ多く紹介することとした．このためには大型の測定機や分析機器の助けが必要であるが，幸いにも多種の機器を所有している強みを活かし，詳細な情報を提供したと考える．また，採用したデータの多くは大学院生が学位を取得するために真剣に取り組んだ研究成果から採用していることから，エビデンスのある記述が可能になった．

　内容は，チタン，ジルコニア，骨補填材など「インプラント材料」に留まらず，生体反応と密接に関連するインプラント「表面」に焦点をあて，「オッセオインテグレーション」や「超親水性表面」の本質に迫った．

　本書は2分冊ではあるが，両者は密接に関係していることから，お互いが参照できるようにして理解を促す工夫をした．また，COLUMN欄やキーワード欄で専門用語の解説を行ったので，索引から容易に調べることができるであろう．

　本書が日常の臨床における疑問に対する回答となり，インプラント臨床術式の材料学的な理解の一助となれば幸いである．

　最後に，本書出版にあたり，執筆の直接ご協力をいただいた加藤英治先生，河原優一郎先生，竹澤保政先生，室木俊美先生，吉野　晃先生に心より感謝申し上げ，写真の使用を快諾してくださった多くの先生に謝意を表します．

2017年11月
吉成正雄

CONTENTS

Chapter 1 チタンの物理的・機械的性質 ……… 8

- **Q1** そもそもチタンとは何ですか？ 金とはどこが違うのですか？ ……… 8
  - COLUMN 1　固体の分類と結合様式 ……… 10
- **Q2** 純チタンは，チタン100％なのですか？ ……… 11
- **Q3** 純チタンとチタン合金は，何が違うのですか？ ……… 12
  - COLUMN 2　力に関する用語と単位 ……… 13
  - COLUMN 3　弾性ひずみと弾性係数 ……… 14
  - COLUMN 4　強さと荷重 ……… 15

Chapter 2 チタンの腐食と生体為害性 ……… 16

- **Q4** チタンは錆びないと言われていますが，本当ですか？ ……… 16
  - COLUMN 5　金属の腐食と変色 ……… 17
- **Q5** チタンは腐食しないのですか？ ……… 18
- **Q6** チタンがイオン化する条件は何でしょうか？ ……… 19
  - COLUMN 6　アルミホイルを噛むと… ……… 19
- **Q7** チタンはどのような薬液に弱いのですか？ ……… 20
- **Q8** フッ化物をチタンに対して使用するのは，危ないのですか？ ……… 21
  - COLUMN 7　中性フッ化物の応用がチタンを腐食し，インプラント周囲炎を増悪する可能性 ……… 23
- **Q9** 義歯洗浄剤の影響はどうですか？ ……… 25
- **Q10** 活性酸素種の影響はどうですか？ ……… 26
- **Q11** インプラントは腐食により壊れることがありますか？ ……… 27
- **Q12** 純チタンのほうが，酸化膜による修復は早いのですか？ ……… 28
- **Q13** チタン合金から，バナジウムやアルミニウムは溶出しますか？ ……… 29
  - COLUMN 8　純チタンとチタン合金の骨形成能は同等 ……… 29
- **Q14** 純チタンとチタン合金が接触したとき，バナジウムは溶出しますか？ ……… 30
  - COLUMN 9　ニッケルチタン合金インプラント ……… 30

Chapter 3 リン酸カルシウム ……… 31

- **Q15** リン酸カルシウムにはどのような種類があり，特徴は何ですか？ ……… 31
- **Q16** アパタイトにはどのような種類があり，特徴は何ですか？ ……… 32
- **Q17** ハイドロキシアパタイトの溶解性は，どのような因子に影響されますか？ ……… 33
  - COLUMN 10　X線回折と結晶性 ……… 35

	COLUMN 11	溶解度を同一にしたときのハイドロキシアパタイトとβ-TCPの骨形成能の差	35
	COLUMN 12	なぜ薄膜？−薄膜の意義−	36

Q18　β-TCPは，ハイドロキシアパタイトと骨形成能に差がありますか？ 37
Q19　カーボネートアパタイトは，β-TCPと比較して骨形成能はどうでしょうか？ 37
　　　COLUMN 13　HA-コラーゲン複合体は細胞も作るし，人工的にも作ることができる 38
　　　COLUMN 14　魚のウロコはアパタイトとコラーゲンからできている 38

Chapter 4　ジルコニア　39

Q20　ジルコニアとは何ですか？ 39
Q21　TZPとは何ですか？ 40
Q22　TZPはどうして強いのですか？ 41
Q23　TZPは組成や処理法によって強さが異なりますか？ 41
Q24　TZPは低温劣化を起こすのですか？ 42
Q25　TZPの耐久性は大丈夫ですか？ 43
Q26　TZPを細いインプラントに応用しても大丈夫ですか？ 46

Chapter 5　表面　47

Q27　インプラントの生体反応を理解するための「表面」や「界面」とは何ですか？ 47
Q28　インプラント表面は，どのように分類されますか？ 48
Q29　表面形状を評価するのに使われている「表面粗さ」とは何ですか？ 49
Q30　インプラントの表面形状は，どのように分類されていますか？ 50
Q31　表面形状は，細胞接着・増殖・分化に影響しますか？ 51
Q32　表面性状とは何ですか？ 53
　　　COLUMN 15　水の濡れ性と表面形状の関係 53
Q33　表面エネルギーとは何ですか？ 54
Q34　表面荷電とは何ですか？ 55
Q35　どのようなメカニズムでチタン表面にタンパク質が吸着しているのですか？ 56
　　　COLUMN 16　分子間力，結合力 57
Q36　タンパク質にも表面エネルギーや荷電状態の指標はあるのですか？ 58

Chapter 6　表面と生体反応　59

1）骨接触部：オッセオインテグレーション　59

Q37　オッセオインテグレーションとは何ですか？ 59
Q38　どの程度の辺縁骨吸収であるなら，成功といえるのでしょうか？ 61
　　　COLUMN 17　骨接触率 61
Q39　オッセオインテグレーションが進むと，骨接触は100%になりますか？ 62

Q40 オッセオインテグレーションした骨組織とインプラント体表面との間は，どうなっているのですか？ ……… 62

Q41 チタンがほかの金属よりオッセオインテグレーションしやすいといわれていますが，それはなぜですか？ ……… 64

Q42 チタンが金よりオッセオインテグレーションしやすいといわれていますが，それはなぜですか？ ……… 67

Q43 オッセオインテグレーションは，どのような過程を経て達成するのでしょうか？ ……… 68

2）軟組織接触部：フィブロインテグレーション ……… 70

Q44 インプラント周囲軟組織における生物学的封鎖は，なぜ重要なのですか？ ……… 70

Q45 インプラント周囲の生物学的封鎖性は，天然歯と比べてどうですか？ ……… 71

Q46 インプラントと上皮の界面は，どうなっていますか？ ……… 72

Q47 インプラントと上皮下結合組織の界面は，どうなっていますか？ ……… 74

Q48 表面形状は，軟組織界面の封鎖性にどう影響しますか？ ……… 74

Q49 コラーゲン線維の密度や走行方向を制御するには，どのような表面形状が有利ですか？ ……… 77

COLUMN 18　Laser-Lok® ……… 79

Q50 表面性状は，軟組織の封鎖性に影響しますか？ ……… 80

Q51 表面濡れ性は，初期接着に影響しますか？ ……… 82

Q52 生物学的封鎖を亢進するために，ほかにはどのような処理が考えられますか？ ……… 83

3）口腔内露出部：バイオフィルム ……… 86

Q53 細菌が付着しにくい表面はありますか？ ……… 86

Q54 表面形状は細菌の付着に影響しますか？ ……… 87

Q55 表面性状は細菌の付着に影響しますか？ ……… 89

COLUMN 19　唾液タンパク質の吸着特性 ……… 91

Q56 細菌付着を少なくするには，どのような表面処理が有効ですか？ ……… 92

COLUMN 20　抗菌性ペプチドの利用 ……… 95

Chapter 7　光活性化，超親水性 ……… 96

Q57 超親水性インプラントとは，どのようなインプラントを指すのですか？ ……… 96

COLUMN 21　光触媒 ……… 97

Q58 チタンの汚染とは何ですか？ ……… 98

Q59 チタンの汚染はどこから来るのですか？ ……… 98

Q60 超親水性は光活性化処理のみで得られるのですか？ ……… 99

Q61 超親水性を付与する表面処理法には，どのような種類がありますか？ ……… 99

Q62 光活性化処理にはどのような装置が使われていて，それぞれ何が異なりますか？ ……… 101

COLUMN 22　紫外線 ……… 102

COLUMN 23　低温プラズマ 102

- Q63　ブラスト＋酸エッチング処理（SLActive）インプラントは，どのようにして作られるのですか？ 103
- Q64　表面形状は超親水性に影響しますか？ 103
- Q65　光活性化処理により，なぜ超親水性になるのですか？ 104
- Q66　どうすれば超親水性は維持されますか？ 105
- Q67　超親水性と表面の炭化水素，水酸基，表面荷電の関係はどうなっていますか？ 106
- Q68　超親水性表面の生体反応はどうですか？ 108
- Q69　超親水性表面へのタンパク質やサイトカインの吸着はどうですか？ 109
- Q70　超親水性表面への骨反応はどうですか？ 111
- Q71　超親水性表面は軟組織接着に影響しますか？ 112
- Q72　光触媒作用による超親水性表面は，細菌付着や抗菌性に影響しますか？ 113

Chapter 8　骨補填材（基礎編） 114

- Q73　骨増生法には，どのような骨移植材が使われていますか？ 114
- Q74　骨増生を成功させる要素は何ですか？ 115
　　COLUMN 24　上顎洞底挙上術（サイナスフロアエレベーション） 116
- Q75　骨再生用の細胞には，何が利用されますか？ 116
- Q76　生理活性物質には，何がありますか？ 117
　　COLUMN 25　成長因子増強基質 117
- Q77　スキャフォールドの役割は何ですか？ 用いられる材料には何がありますか？ 118
　　COLUMN 26　水晶振動子マイクロバランス法 120
　　COLUMN 27　X線光電子分光，電子線マイクロアナライザー 121
　　COLUMN 28　インプラントでは冷たさや温かさを感じるか？ 122
　　COLUMN 29　チタンネックレスの効果は疑問 122
　　COLUMN 30　火葬するとインプラントはどうなる？ 122

付表，付図 123
文献 128
索引 136
クリニカル編目次 139

Chapter 1 チタンの物理的・機械的性質

Q1 そもそもチタンとは何ですか？金とはどこが違うのですか？

チタンは「軽い，強い，錆びない」材料である．また，金属のなかではオッセオインテグレーションしやすい材料である（各種材料の物理的・機械的性質は，124ページ，付図）．

　チタン（Ti）は原子番号22の金属であり，ジルコニウム（Zr）と同族である（図1-1a）．表1-1は純チタンと，歯科用金属の代表である純金の比較である．臨床応用に関連する性質の違いを青字で示した．

① 密度：チタンが金の1/4と，非常に軽量である（コバルト-クロム合金の1/2，図1-1b）．この軽量性がチタンの金属床への利用に貢献している（図1-2）．これに伴って，比強度（強度/比重）も大きい（純チタン≒143MPa，純アルミニウム≒22MPa，チタン合金≒330MPa，アルミニウム合金≒210MPa）．将来の実現が期待される超音速航空機（マッハ1以上）用には，アルミニウム合金では不十分で，チタン合金が主流になると考えられている．

② 融点：チタンが1,675℃と金に比べて高い．また，金は高温加熱でも酸化膜が生じないが，チタンは相変態する885℃以上の高温では酸化膜が急速に成長する．さらに，チタンは高温で酸素と容易に反応する．これらの性質が重なって，チタン鋳造体の製作を難しくしている．

③ 熱伝導率：チタンが金と比べて著しく小さい（図1-1c）．金属はセラミックスやレジンと比べると熱電伝導率は大きいが，金属のなかではチタンの熱電伝導率は小さい．チタンの切削・研磨時に発熱し加工が難しく，チタン製クラウンを撤去するときにバー類の消耗が激しいのは，この性質によることが多い．

④ 強さ，硬さ：チタンが金より大きく，チタンは不純物の添加量により値が大きく変化する．

⑤ 弾性係数：チタンと金は大きな差がない．

　これらの機械的性質のうち，強さ，硬さ，展延性は合金化，熱処理，鋳造により大きく変化するが，弾性係数はほとんど変わらない．

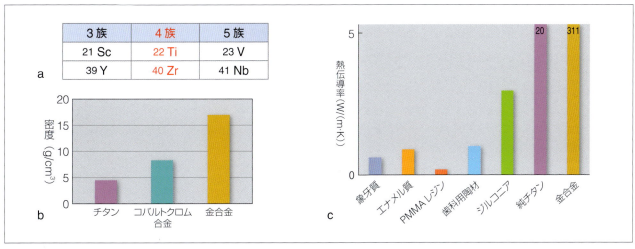

図 1-1 周期表のなかのチタン（a），密度（b），熱伝導率（c）
　同族の元素（Ti と Zr）は電子構造が似ているため，それらの化合物（酸化チタンと酸化ジルコニウム：ジルコニア）の性質も近似している

表 1-1 チタンと金の比較

	純チタン	純金
原子番号	22	79
原子量	47.88	196.97
密度（g/cm³）	4.5	19.3
融点（℃）	1,675	1,064
熱膨張係数（×10⁻⁶/℃）	8.8	14.2
結晶構造	最密六方 ⇔ 体心立方 885℃	面心立方
熱伝導率（W/(m·K)）	20	311
引張強さ（MPa）	270〜750	131
硬さ（Hv）	100〜180	25
弾性係数（GPa）	100〜110	89

　チタン　　　　　　　：Ti（titanium）：金属
　チタニア（酸化チタン）：TiO_2（titania）：セラミックス

1. 長所：軽量（比強度大）耐食性，生体適合性，
　　　　機能性（超弾性，形状記憶：Ni-Ti 合金）
2. 短所：高温活性，難加工性（鋳造，研削）
3. 歯科用途：インプラント（生体適合性，形状記憶）
　　　　　　矯正用ワイヤー（超弾性：Ni-Ti 合金）
　　　　　　床用（鋳造，超塑性）

図 1-2 チタンおよびチタン合金

COLUMN 1

固体の分類と結合様式

固体（**1-1**，**1-2**）は，重合体（高分子），セラミックス，金属に分類される．それらの性質を決めているのが結合様式である．

重合体（高分子）は，原子（分子）間の結合力が小さいため，低温で融解し，小さな力で破壊する．一方，化学結合（イオン結合，共有結合，金属結合）は，原子（分子）間の結合力が大きいため，融点は高く，強さ，硬さ，弾性係数が大きい（**1-3**）．このうち，セラミックス材料は強度は大きいが脆い．金属は，自由電子による金属結合様式をもっているため，強度と展延性（塑性変形能）をあわせもつが，透明にはならない．

1-1 固体の分類（種類と性質）

分類	一般名	結合様式	性質	生体組織，歯科材料
有機化合物	重合体 (polymer) 高分子	ファンデルワールス力 水素結合 （結合エネルギー小）	低融点，透光性 熱膨張率大 弾性係数小，弱い	軟組織 レジン（合成樹脂） 印象材
無機化合物	セラミックス (ceramics)	イオン結合 共有結合 （結合エネルギー大）	高融点，透光性 熱膨張率小 弾性係数大 硬い，脆性	ハイドロキシアパタイト*：$Ca_{10}(PO_4)_6(OH)_2$ チタニア**：TiO_2 アルミナ**：Al_2O_3 ジルコニア**：ZrO_2
無機化合物	金属 (metal)	金属結合 （結合エネルギー大）	不透明（金属光沢） 熱・電気伝導大 強い，展延性 加工性良	金合金 チタン：Ti アルミニウム：Al ジルコニウム：Zr

* 硬組織（骨，エナメル質）の主成分
** 鉱物名（チタニア＝酸化チタン，アルミナ＝酸化アルミニウム，ジルコニア＝酸化ジルコニウム）
例：チタンは金属だが，チタニアはセラミックス

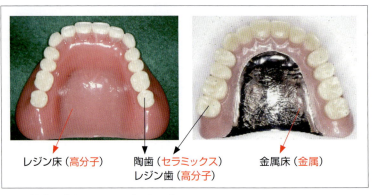

レジン床（高分子）　陶歯（セラミックス）／レジン歯（高分子）　金属床（金属）

1-2 義歯に使われるさまざまな固体

1-3 結合様式と結合エネルギー（結合の強さ）

結合様式	結合エネルギー（kJ/mol）
化学結合（一次結合）	
イオン結合	600 〜 1500
共有結合	60 〜 700
金属結合	110 〜 350
分子間力（二次結合）	
水素結合	8 〜 30
ファンデルワールス力	0.08 〜 20

* 分子間力については 57 ページ，COLUMN 16

Q2 純チタンは，チタン100％なのですか？

A 純チタンは，不純物の含有量が少ない（1%未満）純度の高いチタンをいう．1種〜4種まであり，機械的性質は不純物の含有量によって大きく異なる．

　市販されている純チタンは，商用純チタン（commercially pure Titanium, cp-Ti）と呼ばれる．日本工業規格JISでは純チタン棒を不純物の種類と量により1種〜4種に分類している（表2-1）．種別の異なる純チタン同士も，またチタン合金とも外観は全く同じで，区別がつかない．

　1種は不純物が少なく，軟らかく弱いが展延性は大きい．一方，4種は不純物が多く，硬くて強いが展延性に劣る．図2-1は純チタンに含まれる不純物の量を横軸に，耐力を縦軸にプロットしたグラフである．ここで耐力（降伏強さと同義語）とは変形しない限界点で，臨床の指標となる．同じグラフ上に金合金の耐力を載せてみた（□，横軸の不純物の量とは無関係なので注意）．

　金合金はタイプ1〜4に分類され，主に銅の添加量を5〜15%に増やすことにより強さが大きくなる．チタンは不純物の量が約0.4%から約1.0%に増えただけで，耐力は約2.5倍も大きくなり，不純物の含有量のわずかな違いでタイプ2〜4金合金と同等の機械的性質をカバーしている．歯科で使用している通常の合金ではこのようなことは起こらず，チタンは不純物の影響をいかに受けやすいかがわかる．不純物のわずかな混入によって機械的性質が大きく変化するということは，鋳造やろう付けによって機械的性質が変化しやすく，扱いにくい金属であることを意味する．

> **鋼**
> 純チタンと同様なことは，鋼（steel）でも起こる．鋼とは鉄（Fe）に炭素（C）を2.14質量％まで合金化したFe-C合金をいうが，強さ，硬さは炭素含有量によって著しく異なり，炭素量が少ないブリキ板などは手で簡単に曲げられる．しかし，炭素量が多いとワイヤーロープのように強く，カミソリの刃のように硬くなる．

表2-1 純チタン棒のJIS（H4650-2007）

種類	組成（mass%）					0.2%耐力（MPa）	引張強さ（MPa）	伸び（%）	硬さ（Hv）
	H	O	N	Fe	Ti				
1種	<0.013	<0.15	<0.03	<0.20	残	>165	270-410	>27	>100
2種	<0.013	<0.20	<0.03	<0.25	残	>215	340-510	>23	>110
3種	<0.013	<0.30	<0.05	<0.30	残	>345	480-620	>18	>150
4種	<0.013	<0.40	<0.05	<0.50	残	>485	550-750	>5	>180

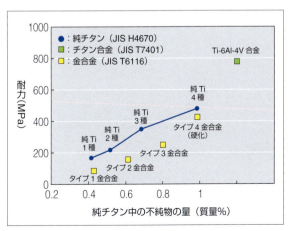

図2-1 純チタンに含まれる不純物の量と耐力との関係（規格に定められている最低値）

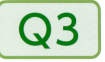

純チタンとチタン合金は，何が違うのですか？

チタン合金は純チタンの 2 倍以上強い．

1）強さ（耐力）

　図 2-1 にチタン合金（Ti-6Al-4V）の耐力を示した（■）が，Ti-6Al-4V 合金は純チタン 2 種の 3 倍程度の耐力を示すことがわかる．表 2-1 には，現在 JIS で規格化されている外科インプラント用チタン材料の性質を示した．Ti-6Al-4V 合金は引張強さが大きく，従来から整形外科領域で盛んに利用されている代表的なチタン合金である．しかし，この合金はバナジウム（V）の為害作用が報告されたことから，現在，バナジウムを含まず Nb, Ta, Zr, Mo を含んだ高強度 α＋β 型合金が開発され，実用化されつつある．

　Ti-6Al-7Nb は T-アロイタフ（ジーシー）として市販されている．参考に，Roxolid（Straumann，Ti-Zr 合金）の引張強さを示すが，日本では表 3-1 に示したように，すでにこのような合金は規格化され使用されている．

2）弾性係数（ヤング率）

　純チタンとチタン合金はほぼ同じで，皮質骨の 3 ～ 10 倍大きい．現在，少しでも骨の弾性係数に近づけるよう開発が試みられている．

3）骨形成能

　純チタンとチタン合金の骨形成能は同等であるとの報告が多い（29 ページ，COLUMN8）．

4）適応部位

　日本人は顎堤の幅が狭く，直径の小さいインプラントが求められているが，このような場合はチタン合金が適している．特に，細いアバットメントスクリューにはチタン合金が適している．

表 3-1　外科インプラント用チタン材料の機械的性質（JIS T7401）

	耐力（MPa）	引張強さ（MPa）	伸び（%）	JIS
純チタン（JIS2 種）	>275	>345	>20	T 7401-1, 2002
Ti-6Al-4V	>780	>860	>10	T 7401-2, 2002
Ti-6Al-2Nb-1Ta	>780	>860	>12	T 7401-3, 2002
Ti-15Zr-4Nb-4Ta	>780	>860	>12	T 7401-4, 2002
Ti-6Al-7Nb	>800	>900	>10	T 7401-5, 2002
Ti-15Mo-5Zr-3Al	>900	>940	>12	T 7401-6, 2002

Roxolid ™（Straumann）：Ti-Zr（13-17%zirconium），引張強さ≒ 950MPa

COLUMN 2

力に関する用語と単位

- 力（force）：質量（kg）×加速度（m/s²）．単位は "N（kgf）"
- 荷重（load）：物体に作用する外力．単位は "N（kgf）"
- 応力（stress）：外力に対して物体が抵抗する力が内力であり，単位面積あたりの内力を応力という．力を断面積で割った値，圧力（pressure）も同じ．単位は "Pa（N/m²）"
- 強さ（strength）：物体が破壊しないで耐えうる「最大応力」．単位は "Pa"（**2-1, 2-2**）．「強さ」が同じインプラント材料でも，太く（断面積が大）したり，インプラント本数を多くすれば，耐えうる「力」は大きくなる
- 耐力（proof stress），降伏強さ（yield strength）：材料が塑性変形する限界の応力，この値以上の応力が加わると元の形状には戻らなくなり，実用上は使用不可能となる限界点である．この耐力が臨床上では重要な指標となるので，種々の規格で定められているのは「強さ」より「耐力」が多い．
- 咬合力（occlusal force）：咬合時に天然歯あるいは人工歯の咬合面部に発現する力．単位は "N（kgf）"
- 咬合圧（occlusal pressure）：単位面積あたりの咬合力．単位は "Pa（N/m²）"

2-1 応力とひずみ

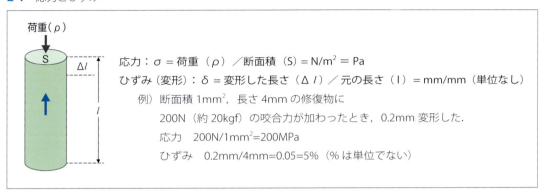

2-2 機械的性質で使われる単位（力と応力）

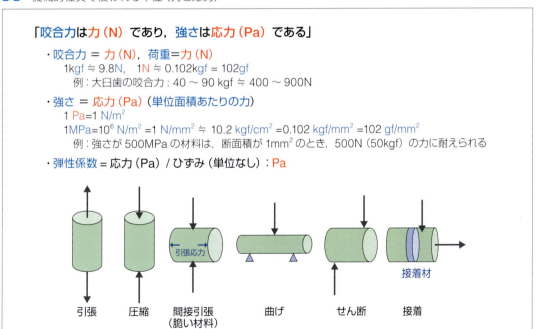

COLUMN 3

弾性ひずみと弾性係数

- 弾性：ひずみを受けている物体が外力を取り除いたとき元に戻ろうとする性質
- 弾性ひずみ（変形）：一定の外力で弾性体（例：印象材）が変形したときのひずみ（ひずんだ長さ / 元の長さ），単位なし
  「弾性ひずみが大きい」＝外力に対してひずみが大きい＝軟らかい
- 弾性係数（弾性率，ヤング率；3-1 〜 3-3）：物体の変形のしにくさを表す物性値

弾性係数（modulus of elasticity）は，通常「縦弾性係数」を指しており，弾性率（elastic modulus），ヤング率（Young's modulus）と同じと考えて良い．応力（Pa）/ひずみ（単位なし），単位は"Pa"

「弾性係数が大きい」＝外力に対してひずみが小さい＝堅い（剛性大）≠ 硬い（後述）

同じ応力が加わった場合でも皮質骨と海綿骨ではその弾性係数（弾性や硬さではない）が異なるので（3-4），生じるひずみの大きさが異なることとなる．

以上から，「弾性が大きい」といった場合，「弾性ひずみ」が大きいのか「弾性係数」が大きいのかわからないので，「弾性が大きい」ような表現は避けるべきである．

硬さと弾性係数

硬さ（hardness）とは，物体の表面または表面近傍の変形のしにくさ，物体の傷つきにくさを表す物性値であり，物体全体の変形のし難さを表す弾性係数（堅さ）とは必ずしも一致しない（3-3）．

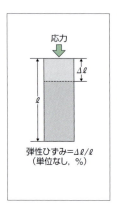

3-1 弾性ひずみ
変化した長さ / 元の長さ（$\Delta \ell / \ell$）

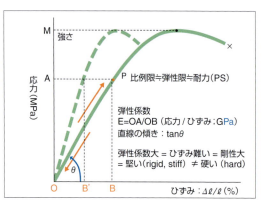

3-2 応力 - ひずみ曲線
弾性係数：応力 - ひずみ曲線における直線部分の傾き（OA/OB）
破線の材料は，実線の材料より弾性係数が大きい

3-3 弾性係数と硬さは比例しないことの例

	弾性係数（GPa）	硬さ（ビッカース）
コバルトクロム合金	200	350
陶材	70	600

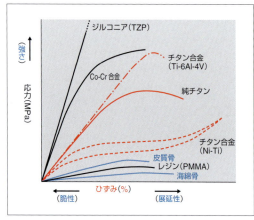

3-4 代表的な材料と骨の「応力 - ひずみ曲線」

SI 接頭語

SI 接頭語は SI 単位の前に付けられる 10 の整数乗倍のことで，単位ではない．たとえば，強さの単位として MPa がよく使われるが，1,000,000Pa などと表すと煩雑になるので，10^6 を表す SI 接頭語として M を使う．また，% は百分率（1/100 と同義）のことを指し，物理単位ではない．なお，弾性係数は 10^9 の桁数になることが多いので，GPa で表すことが多い．

ニュースなどでは「キロ」だけを言うのをよく聞くが，これでは長さを表す km なのか，重さを表す kg なのかがわからず，不正確である．また，「キロ」に大文字の K を使っているのをみるが，これは間違いで小文字の k を使うべきである．

G（ギガ）：10^9　M（メガ）：10^6　k（キロ）：10^3　h（ヘクト）：10
c（センチ）：10^{-2}　m（ミリ）：10^{-3}　μ（マイクロ）：10^{-6}　n（ナノ）：10^{-9}

COLUMN 4

強さと荷重

4-1 は強さと荷重の違いを示すグラフである．*4-1a* は強さ（MPa）を示すが，このように断面積で除した値は形状に依存せず，材料そのものの強度を比較するには，きわめて便利な単位である．しかし，臨床で使われる修復物はさまざまな形状をしており，荷重方向も一定ではない．このようなときは，実情に即した方法で試験を行うが，断面積で割った強さで比較するのは不可能であり，このときは荷重で比較する（*4-1b*）．ただし，この荷重での比較は形状，荷重方向が同じでなくてはならない．

4-1b は，直径 3mm の純チタン 2 種の棒を 30°傾けて試験したときの降伏荷重（N）を示す．*4-1a* のように純チタン 2 種の降伏強さ（耐力）≒ 300MPa だけの情報では，直径 3mm の純チタン 2 種の棒が実際に口腔内で耐えられるか判断することはできない．この条件で測定した結果が *4-1b* のグラフである．静的（疲労試験なし）では 850N，疲労では 590N の降伏荷重であり，直径 3mm の純チタン 2 種の棒は臼歯部での使用がギリギリ可能であると判断される．ここで「降伏荷重」とは材料が変形しない限界点の荷重で，「耐力」と同じと考えて良い．このような試験での表記を「強さ」としている報告があるが，これは間違いであり，正しくは「荷重」（単位 N）と表記しなければならない．

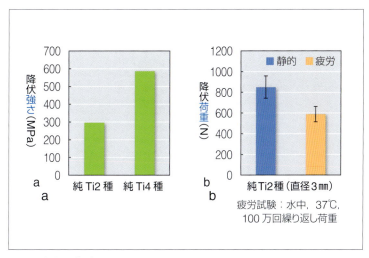

4-1 強さと荷重
a：降伏強さ（MPa），b：降伏荷重（N）．直径 3mm の純チタン 2 種（ブラスト＋酸エッチング処理）

ポアソン比

材料に引張力を加えると，材料は軸方向に伸びるが，それに従って直角方向に縮む．軸方向の伸びを縦ひずみ，直角方向の縮みを横ひずみといい，縦ひずみと横ひずみの比の絶対値をポアソン比（Poisson's ratio）という．有限要素法の解析に必要な物性値である．

質量：kg

質量（mass）は物体の絶対的な（変化のない）量で，単位は kg．体重は質量なので単位は kg であり kgf では表さない．体重計は重力（力）を利用して計っているので，同じ体重計を持って月で計ると体重は 1/6 になる（月の重力は地球の 1/6）．体重はどこで計ろうが同じはずである．

ストレイン（ひずみ，ε）

咬合力がインプラント体などを通して骨に働いたとき，結果として骨に微小な変形が生ずる．この微小な変形率は「ひずみ」と表現され，長さの変化率（体積比ではない）で表す．
（例）ひずみ 1,000 $\mu\varepsilon$（マイクロストレイン）＝ 1000 × 10^{-6}（μ）＝ 10^{-3} ＝ 0.1%

Chapter 2 チタンの腐食と生体為害性

Q4 チタンは錆びないと言われていますが，本当ですか？

A チタンは表面に緻密で薄い酸化物（不動態）を形成し，耐食性に優れる（錆びない）．

イオン化傾向は，金属元素が主に水溶液中でイオンへのなりやすさ（腐食のしやすさ）をあらわした尺度であり，イオン化列ともいう．

金属のイオン化傾向（横軸）と電極電位（縦軸）を図4-1に示す．口腔液のような電解質溶液中における化学的安定性はイオン化傾向の大小に左右され，イオン化傾向の大きい金属は自らがイオンとなって溶解するが，イオン化傾向の小さい金属は溶解しにくい．イオン化傾向の大きい金属を「卑金属」といい，小さい金属を「貴金属」という．歯科で貴金属といえば金（Au），白金（Pt），パラジウム（Pd）を指し，これらの金属は口腔内で不変である．銀（Ag）は口腔内で変色するので，貴金属には入れない．

イオン化傾向は金属の電極電位と関係し，卑金属はマイナスに，貴金属はプラス側に大きい．このために口腔内で卑な金属と貴な金属が接触すると電池が生じ，ガルバニー電流が発生する（19ページ，COLUMN 6）．

チタン（Ti）は，図4-1をみてもイオン化傾向が大きく，卑金属であるから，腐食しやすいと予想される．しかし，実際にはチタンの耐食性は良い．それは，表面に不動態といわれる強固な酸化膜 TiO_2 を形成するからである．

図4-2に水溶液中における代表的な材料の挙動を示す．金（Au）はイオン化傾向の小

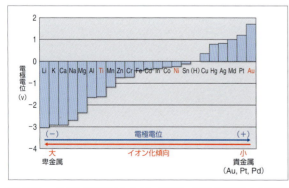

図4-1 イオン化傾向（イオン化列）と電極電位（水素基準電極）

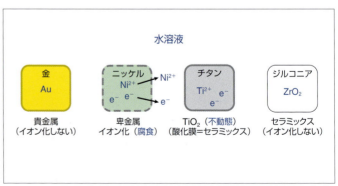

図4-2 水溶液中における金（Au），ニッケル（Ni），チタン（Ti），ジルコニア（ZrO_2）の挙動

さな貴金属であるからイオン化（溶出）しない．一方，ニッケル（Ni）はイオン化傾向が水素よりも大きく，溶出しやすい．この金属は酸化膜を作るが粗造であり，ニッケルイオン（Ni^{2+}）が酸化膜の隙間から溶出する．それに対し，チタンはニッケルよりイオン化傾向が大きいにもかかわらず，表面に強固な酸化膜を形成し，チタンイオンは容易に溶出しない．

　この被膜は非常に薄く，しかも緻密であるため金属の光沢は全く失われない．このことを「不動態」という．ほかの例として，ステンレス鋼やコバルトクロム合金のCr_2O_3や，アルマイトのAl_2O_3がある．この酸化膜は，物理的に表面から除去されても，大気中では酸素と，溶液中では溶存酸素等と瞬時に反応し修復される．一方，ジルコニア（ZrO_2）は材料そのものが酸化物（セラミックス）であり，この酸化物は安定なのでイオン溶出はない．

COLUMN 5

金属の腐食と変色

　金属の腐食と変色は表裏一体の現象である．腐食と変色はともに電気化学的現象であり，腐食（corrosion）は金属がイオンとなって溶けだす現象であるのに対して，変色（tarnish）は溶出したイオンが化合物（腐食生成物）となって沈着する現象である．したがって，金属の変色には，レジンなどの物理的変色（discoloration）と区別した専門用語（tarnish）を使用する．

　5-1 に金属製補綴物の腐食と変色を示す．左（腐食）は真鍮（Cu-Zn合金）の孔食（点食）の例であるが，亜鉛（Zn）イオンが優先的に溶出し，点食ができた．右（変色）は銀インジウム（Ag-In）合金の変色の例であり，銀イオンが口腔内の硫黄（S）と反応し，黒色の腐食生成物（Ag_2S）を形成して変色した．

　歯科用金属が腐食や変色をすると修復物の耐久性が損なわれるだけでなく，歯肉や歯根の変色，毒性，アレルギー性，またインプラント周囲炎の問題を生ずる．

　5-2 は歯肉が変色（着色）した例であるが，変色部の元素分析を行うと，生体由来の元素以外に銀（Ag），インジウム（In）が検出された．同時に高濃度の硫黄（S）も検出された．したがって，歯肉変色の原因は，支台築造用合金（銀インジウム合金）から溶出した（あるいは研磨粉の）銀が硫黄と結びついて，黒色のAg_2Sが歯肉に沈着したことによると考えられた．

　5-3 は実験的に作り出した歯根変色の例である．支台築造用金属（ポスト）に銅を使用した結果，象牙細管に沿って歯根の変色が認められた．これは，体液がポストに達して銅を腐食し，溶出した銅イオンが水酸化銅やリン酸銅（いずれも青緑色）となって象牙細管に沈着したことによる．このように，支台築造用合金はセメントで封鎖されているため腐食されない，と思ってはならない．体液はセメントのわずかな亀裂部から浸入し，耐食性の悪い合金を容易に腐食する．

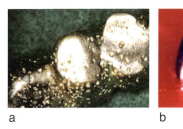
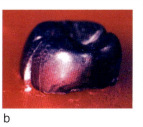

5-1 金属製補綴物の腐食と変色
　a：腐食．真鍮の孔食（点食）．亜鉛イオンが溶出し，点食ができた
　b：変色．不溶性腐食生成物（硫化物，酸化物）．銀インジウム合金の変色

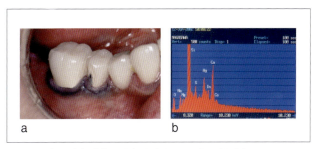

5-2 歯肉の変色（a），変色歯肉部の元素分析（b）
（大山貴司先生のご厚意による）

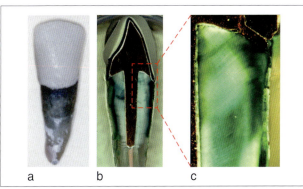

5-3 歯根の変色（a），断面図（b），象牙細管に沿った変色（c）

Q5 チタンは腐食しないのですか？

A チタンは強固な酸化膜による不動態を形成し，通常の環境下では耐食性に優れる．しかし，特定の薬剤や炎症性環境下では，腐食する危険性がある．

図5-1はチタン合金義歯床の着色（変色）例，図5-2はチタン製アバットメントスクリューの汚れの例，また，図5-3はまれにあるチタンアレルギーの症例である．アレルギーに関しては，1,500人の治療継続患者を対象にした結果で0.6％がチタンアレルギー陽性であったとの報告もなされている[1]．さらに，チタンインプラント周囲骨にチタンが検出された例[2]，バイオフィルム形成により耐食性が劣化した例[3]，などが報告されている．

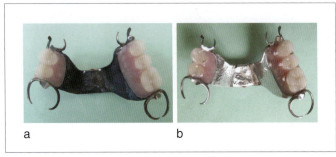

図5-1 チタン合金義歯床の着色（変色）例（a）と再研磨後（b）
患者は78歳，女性．上下顎に金属床局部義歯（上顎：2004年11月，下顎：2007年5月装着）．2009年7月に上下顎同時に変色して再来院．当日再研磨をグレーズにて行い再装着，その後，経過観察を半年ごとに行うも変化なし（今村嘉宣先生のご厚意による）

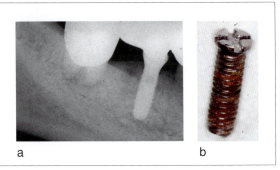

図5-2 アバットメントスクリューのゆるみが起こり，汚れが生じた例（加藤英治先生のご厚意による）
a：X線写真，b：スクリューの汚れ

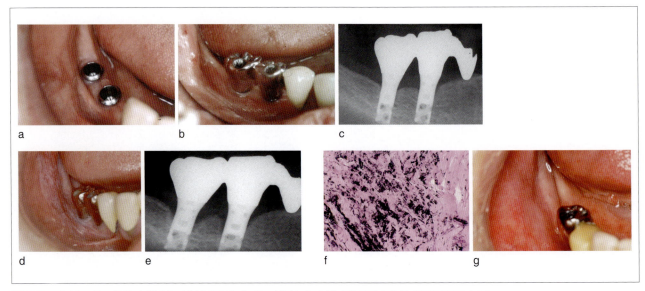

図5-3 チタンインプラント埋入により金属アレルギーが疑われた例（武田孝之先生のご厚意による）
a～c：初診時55歳，女性．医療面接：特記すべき事項なし．d,e：インプラント補綴後1年半．頬粘膜部に白色病変，扁平苔癬と診断される．f：肉芽組織の中にチタン検出．g：除去6カ月後，臨床的治癒

チタンは不動態を形成し耐食性に優れることから，生体不活性材料に分類されている．しかし最近では，チタンは口腔内や生体内では意外と活性なのではと考えられるようになってきた．このことは同じ酸化物を形成するアルミナよりチタンのほうがオッセオインテグレーションしやすい現象と無関係ではないと考えられる．

なお，図 5-1 で示したように，理由が明確でないチタン合金義歯床の着色（変色）もある．この理由の一つに食物の影響が考えられる．特に硫化物が発生しやすい食物では，チタンを変色する可能性がある．

また，耐食性の悪化がチタンの破折につながることもあり，チタンイオンの溶出がインプラント周囲炎の原因になることが指摘されている（クリニカル編 76 ページ）．

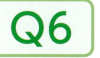
チタンがイオン化する条件は何でしょうか？

チタンのイオン化（耐食性の悪化）は，酸性下のフッ化物，塩基性の過酸化水素水，硫化物，活性酸素種の存在によって起こる（図 6-1）．

硫化物の影響についてはクリニカル編 79 ページを，金属イオンの溶出がインプラント周囲炎に与える影響についてはクリニカル編 78 ページを参照．

```
フッ化物                    塩基性の過酸化水素水
 ・酸性（pH 低下）            硫化物
 ・溶存酸素低下              活性酸素種の存在
```

図 6-1　チタンイオンの溶出

COLUMN 6

アルミホイルを噛むと…

イオン化傾向の異なる 2 種の金属（この場合はアルミニウムと，たとえば金合金）が接触すると，「ガルバニー電流」が発生し，その電流が神経を刺激するのでビリッとする．また，少量のアルミニウムイオンが溶出するので，いわゆる「鉱味」を感じるときがある．このように，同一電解質中に存在すると単独よりも激しく腐食が進行する現象を「ガルバニー作用」という．歯科ではイオン化傾向の異なる異種金属の対合歯接触，隣在歯接触（例：金合金とアマルガム）は禁忌とされる（6-1）．

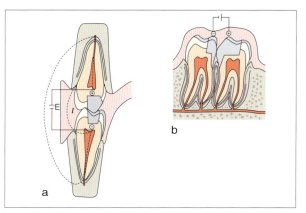

6-1　異種金属接触（ガルバニー作用）
　a：対合歯接触，b：隣在歯接触

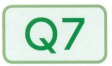 **チタンはどのような薬液に弱いのですか？**

 酸性のフッ化物，塩基性の過酸化水素水はチタンを腐食する．

表 7-1 に各種溶液中でのチタンの腐食・変色傾向を示した．通常の環境（たとえば生理食塩水中）や有機溶媒中では腐食の危険性はない．また，強酸といわれる塩酸，硫酸，硝酸にも強く，有機酸である乳酸にもおかされない．これら強酸中で安定であることが「チタンは耐食性に優れる」といわれるゆえんである．また，ヨウ素（ヨード）にもおかされない．消毒薬であるポビドンヨード（1g 中に有効ヨウ素を 100mg 含む）の注意書きに金属器具には使用不可と書いてあるため，チタンも腐食すると誤解されている．ヨウ素により金合金，銀合金は腐食するが，チタンやコバルトクロム合金は腐食しない．

しかし，チタンはフッ化水素酸（フッ酸）には激しく腐食され，酸性のフッ化物（フッ素化合物），塩基性の過酸化水素水中でも腐食する（図 7-1）．また最近では，硫化物中でも変色することが報告され，細菌付着との関連も指摘されている．

表 7-1 各種溶液中でのチタンの腐食・変色（室温）

酸，塩基，無機塩，有機溶媒	低濃度	高濃度
塩化ナトリウム NaCl	−	−
有機溶媒	−	−
塩酸 HCl，硫酸 H_2SO_4，硝酸 HNO_3	−	±
乳酸 $CH_3CH(OH)COOH$	−	−
ヨウ素（ヨード, iodine）I	−	−
フッ化水素酸（フッ酸）HF	++	++
フッ化ナトリウム NaF（中性）	−	±
フッ化ナトリウム NaF（酸性）	+	++
水酸化ナトリウム NaOH	±	+
炭酸（リン酸，硼酸）ナトリウム	±	+
過酸化水素水 H_2O_2	±	+
過酸化水素水 H_2O_2（塩基性）	+	++
硫化物（Na_2S など）	±	+

NaF（酸性）
$TiO_2 + 4HF \rightarrow TiF_4 + 2H_2O$ →溶解性
$TiO_2 + 6HF \rightarrow 2TiF_3 + 3H_2O$
$TiO_2 + 2HF \rightarrow TiOF_2 + H_2O$
$Ti + 6HF \rightarrow [TiF_6]^{2-} + 6H^+ + 4e^-$

H_2O_2（塩基性）
$TiO_2 + (OH)^- \rightarrow HTiO_3$ →溶解性
H_2O_2（酸性）
$TiO_2 + H_2O + H^+ \rightarrow Ti(OH)_3^+$ →不溶性
$TiO_2 + 3H^+ + e^- \rightarrow Ti(OH)^{2+} + H_2O$

図 7-1 酸性フッ化ナトリウム溶液および塩基性過酸化水素溶液におけるチタンイオンの溶出メカニズム

Q8 フッ化物をチタンに対して使用するのは,危ないのですか？

A 酸性のフッ化物（リン酸酸性フッ化ナトリウム；APF）のみがチタンを腐食する．

チタンは，フッ化ナトリウム（NaF）やフッ化第一スズ（SnF_2）のようなフッ化物には通常は腐食されない．「フッ化物」とはフッ素（F）とほかの元素との化合物であり，これらの水溶液は中性に近く，比較的安全である．また，モノフルオロリン酸ナトリウム（MFP）はpH7.0〜7.5であり，チタンを腐食しない．しかし，フッ化ナトリウム（NaF）のpHが5以下になると，チタンは腐食されるようになる．リン酸酸性フッ化ナトリウムは通常pH3.5〜4.0であり，チタンを腐食する．口腔内では大気中とは異なり酸素濃度が低いので，より腐食されやすくなる．

フッ化物入りPMTC用ペーストは臨床で多用されているので，鏡面研磨したJIS2種チタン板にこれらのペーストを塗布し加速試験を行った（表8-1）[1]．市販PMTC用のフッ素濃度の異なる中性ペースト，リン酸酸性フッ化ナトリウムペースト，および試作の酸性フッ化ナトリウムペーストを塗布した後,湿潤環境下37℃にて3日間保存した．その結果，酸性フッ化ナトリウムペーストを塗布したチタン板のみに腐食が生じ，表面が粗造化して孔食が発生した（図8-1）．また，表面は変色しチタンの溶出が認められた（図8-2）．したがって，pHの低いフッ化物を混入したPMTC用ペーストをチタン製修復物に使用するにあたっては，この点に注意を要する．なお，本試験では3日間のペースト塗布の結果であるが，短時間のフッ素曝露を繰り返したときでも，酸化膜が完全に回復することは難しく，徐々に耐食性が失われる危険性がある．

チタンの腐食に及ぼすフッ化ナトリウムの濃度（横軸）とpH（縦軸）の影響を図8-3に示す[2]．図の右下部（赤塗りつぶし）が腐食の危険域である．濃度（横軸）が対数表示

> **フッ素濃度**
> フッ素1500ppmを上限として配合された薬用歯みがきが，2017年3月に厚生労働省により認可された．

表8-1 フッ化物入りPMTC用ペーストおよび試作ペースト

分類	F濃度（ppm）	pH	商品名	製造業者	略号
フッ化ナトリウム（NaF）	450	7.0 ± 0.2	DCプロフィペースト	ヨシダ	NaF450
	900	7.3 ± 0.1	PTCペースト ファイン	GC	NaF900
	970	7.4 ± 0.4	ジェルコートF	ウエルテック	NaF970
リン酸酸性フッ化ナトリウム（APF）	9000	3.7 ± 0.2	フルオール・ゼリー歯科用2%	ビーブランド・メディコーデンタル	APF9000A
モノフルオロリン酸ナトリウム（MFP）	900	7.4 ± 0.5	PTCペーストレギュラー	GC	MFP900
フッ化スズ（SnF_2）	980	6.8 ± 0.3	ピドケア	福地製薬	SnF980
酸性NaFペースト（試作）	900	4.0 ± 0.1	-	-	NaF900A

であることは，チタンの腐食は濃度より pH に影響されやすいことを表している．フッ素濃度が 900ppm では，pH7 付近では腐食の心配はないが，pH を 4.7 以下に低下すると腐食の危険性が増すことが推察できる．この傾向は，純チタンのみならず，Ti-6Al-4V 合金，Ti-6Al-7Nb 合金も同様である．

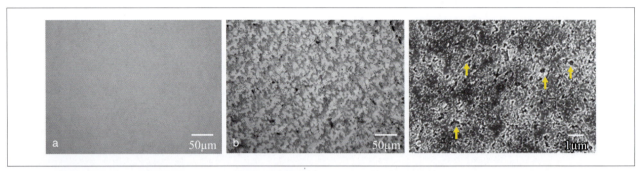

図 8-1 APF9000A ペースト塗布前（a），塗布後の光学顕微鏡像（b），塗布後の SEM 像（c）
矢印：腐食により生じた孔食

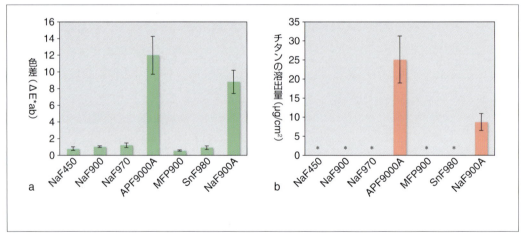

図 8-2 フッ化物入り PMTC 用ペースト塗布による色差（a）とチタンの溶出量（b）

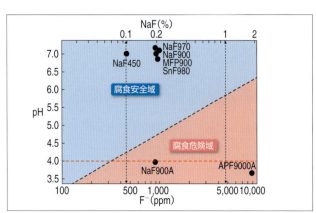

図 8-3 チタンの耐食性に及ぼすフッ化ナトリウムの濃度（横軸，下:フッ素濃度）と pH（縦軸）の影響
　塗りつぶし色の赤い領域は腐食の危険域を表す．使用したペーストのフッ素濃度と pH の位置を●で示す

COLUMN 7

中性フッ化物の応用がチタンを腐食し，インプラント周囲炎を増悪させる可能性

酸性フッ化物のみがチタンの耐食性を低下させることは前述したが，口腔内ではpHが低下し中性フッ化物の応用によってもチタンを腐食し，インプラント周囲炎を引き起こすとの報告がある．歯肉縁下および縁上において持続的なpH低下はあるか，急性炎症によりpHは低下するか，溶存酸素濃度はどうかについて考える．

1）歯肉縁下におけるpHの低下

歯周ポケット内のpHは歯周ポケット入口付近の滲出液を測定したものが多く，ポケット底部で測定した研究はみられないが，ポケット底部ではpHはかなり下がっているのではないか．また，浸出液にさらされやすい部位では*P. gingivalis*が発育しやすく，インプラント表面でそれらの細菌が産生する有機酸によりpHが低下し，フッ化物によるチタンは腐食が懸念される，との意見がある．

歯肉縁下pHについて，電極を歯肉縁下1.0mmまで挿入して測定した結果，歯周病患者では6.35±0.149，健康者では6.59±0.174であり大差なしとの報告がある[1]．また，歯周ポケットの深さ（PD）とpHの関係については，歯周ポケットの深さが10mmでもpH=7.0以上であると報告されている[2]（**7-1**）．さらに，歯肉縁下のプラークは，pHが中性で，嫌気的であり，タンパク質を栄養源とする細菌種が多いことから，代謝産物はアンモニア等のpHを上昇させる塩基性物質が多いことはよく知られている．

以上から，臨床的に歯肉縁下では齲蝕の発症が見られないことを鑑みても，少なくとも持続的なpH低下は生じなく，いったんpHが低下しても，ただちに歯肉溝滲出液で中和されると推測される[3]．なお，*P. gingivalis*の影響については，フッ化物というより，これらが産生する硫化物がチタンを腐食することは考えられる（18ページ，Q5）[4]．

2）歯肉縁上におけるpHの低下

口腔内のpHは酸性の飲食物を採取した場合だけでなく，炭水化物や糖類を摂取した場合においてもミュータンス菌などによって酸が産生され，pHが4.3程度に低下し，この状態が20〜30分間維持すると報告がある[5,6]．

また，口腔内ではpHが低い飲料水を摂取する機会が多く，pH低下の持続性による悪影響が懸念されている．酸性の飲食物のpH低下の持続性に関してはコンセンサスを得ていないが，100%オレンジジュース（pH=3.4）嚥下後の全唾液のpH低下については，摂取直後では10名中4名はpHが歯牙脱灰臨界pH5.4を下回ったが，30〜60秒にはそれを上回る回復が4名全員に認められ，10分程度でほぼ安静時と同程度のpHまで回復したと述べている[7]．

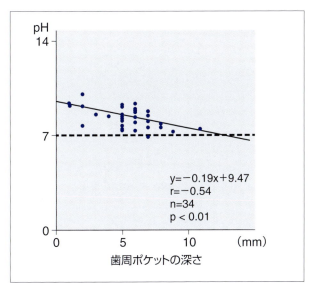

7-1 歯周ポケットの深さとpH
（藤川ほか，1989[2]をもとに作成）

以上より，唾液による緩衝効果により，さらには，フッ化物が細菌の糖代謝によるpH低下を抑制する[8]ことを考慮すると，チタンの耐食性に悪影響を及ぼすほどの低いpHが長時間持続することは考えにくい．チタンインプラントでも歯肉縁上のプラークコントロールは，フッ化物の有無にかかわらず重要であることは言うまでもない．これは，プラーク堆積によりガルバニック作用が生じ，金属修復物の耐食性が悪化するという一般的な認識に基づいている．

3）急性炎症によるpHの低下

急性炎症のあるポケットの深い状態では，好中球などからのH_2O_2や活性酸素が放出されるためpHが低下している，との指摘がある．局所麻酔薬を急性炎症状態の組織へ投与する際に，麻酔効果が十分に発揮されないことが知られており，この機序として，炎症組織で嫌気性代謝が亢進し乳酸が蓄積するために起こる組織pHの低下が考えられている[9]．しかし，この報告でのpHの低下はせいぜい0.5と軽微であり，チタンの耐食性を低下させるほどのpHの低下ではない．

また，実験的に高度の急性歯肉炎を誘発させると，歯周ポケット内pHは低下し3日後に最低値をとり（6.3〜7.0），pHは日数の経過とともに回復すると報告されている[10]．さらに，慢性炎症下では平均7.42（5.45〜8.65）であるとの報告があり[11]，創傷治癒に関連して創傷治癒部位のpHは6.91と非創傷部位のpH 7.42より若干低いとの報告がある[12]．

マクロファージや好中球が産生する過酸化水素によるpHの低下については，その濃度0.1MでpH=6.4となるが，炎症環境下でのマクロファージの血中濃度が114〜577μM程度であることからpHが6以下に低下することは考えにくい．

以上を総括すると，急性炎症により生ずるpHの低下は軽微であり，また慢性炎症下においてもpHの低下は考えられず，これら炎症がチタンの耐食性低下へ与える影響は少ないと考えられる．

4）溶存酸素濃度の低下による耐食性の低下

溶存酸素濃度が低いと金属の腐食を助長することが知られており，インプラント周囲ポケットの溶存酸素濃度は低いためチタンの腐食を助長するのでは，との指摘がある．溶存酸素濃度は，健康者で約0.32ppmであるのに対して，歯周病患者では0.10〜0.22ppmと報告されている[13]．

一方，溶存酸素濃度がチタンの耐食性に与える影響について，0.1% NaF溶液（37℃）を脱気（溶存酸素濃度0.10ppm未満）し，純チタンの腐食電位の経時変化を測定した報告によると（腐食電位の低下は耐食性の低下を意味する），pH=4.5では5分後に−0.6Vから−1.1Vに低下し耐食性の低下が懸念されたが，pH=5.5では−0.6Vを維持し腐食電位は低下しなかった[14]．

以上より，歯肉縁下において溶存酸素濃度が低下しても，pHが低くなければ腐食の危険性は少ないと考えられる．

5）チタンに対するフッ化物の積極的効果

チタンにフッ化物を応用することにより，*S. mutans*や*P. gingivalis*の付着が減少したことが報告されている[15〜17]．また，フッ化物の応用がチタンのオッセオインテグレーションを亢進することが報告されている[18,19]．

これらをまとめると，

① チタンイオンの溶出を引き起こす因子はフッ化物以外にもさまざまあり，インプラント周囲炎＝フッ化物と一義的に限定するのには無理がある
② 酸性（pH低）のフッ化物のみがチタンを腐食する
③ 歯肉縁下および縁上において，持続的なpH低下を支持するエビデンスはない
④ 急性炎症により生ずるpHの低下はほとんどない
⑤ 歯肉縁下において溶存酸素濃度が低下してもpHは低下せず，腐食の危険性は少ない
⑥ チタンへのフッ化物の応用は，抗菌性の付与など，積極的一面も存在する

以上より，中性フッ化物の応用がチタンを腐食させる可能性が少ないことから，中性フッ化物の応用がインプラント周囲炎を増悪させる可能性はきわめて少ない．したがって，カリエスリスクの高い患者にはフッ化物の使用が非常に重要であることを鑑みても，チタンインプラント治療患者の天然歯に対する中性フッ化物の応用は否定されるべきではないと考える．

Q9 義歯洗浄剤の影響はどうですか？

A 塩基性（アルカリ性）の義歯洗浄剤はチタンを変色し，過酸化水素水が加わると変色が激しくなる．

　図9-1 に各種義歯洗浄剤に浸漬したチタンを示す．特定の義歯洗浄剤がチタンを変色したので，成分として考えられる試薬に浸漬して調査した結果が図9-2 である．この結果，水酸化ナトリウムのような塩基性溶液中で変色し，さらに，これに過酸化水素水が加わるとチタンの変色傾向は大きくなった．結果として，義歯洗浄剤に含まれる炭酸ナトリウム（$NaCO_3$），リン酸ナトリウム（Na_3PO_4）やホウ酸ナトリウム（$NaBO_3$）と過酸化水素水（H_2O_2）が共存したとき，変色が大きくなった．

　したがって，チタンは義歯洗浄剤に含まれる塩基成分によって変色し，それらに過酸化水素水が加わると変色はさらに激しくなることがわかった．このように，pHの高い溶液中で，活性酸素が生じるような義歯洗浄剤成分や過酸化水素が存在すると変色が大きくなり，これらの義歯洗浄剤の取扱いには注意が必要である．

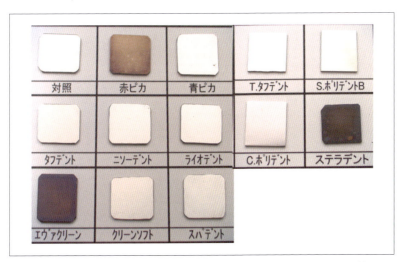

図9-1　義歯洗浄剤に浸漬した純チタンの変色（業者指定濃度，1日浸漬）

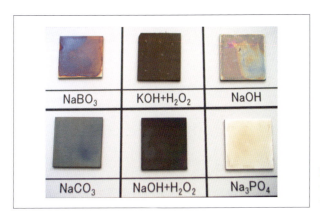

図9-2　義歯洗浄剤成分および過酸化水素水との併用による純チタンの変色（濃度：約1M，1日浸漬）

Q10 活性酸素種の影響はどうですか？

A 活性酸素種の影響はマクロファージの存在により，NO，H_2O_2，O_2^- が産生されたときに起こる．

マクロファージに関しては，炎症環境でマクロファージが活性化すると，過酸化水素と同様に活性酸素やヒドロキシラジカルを発生し，チタンの耐食性が損なわれることが予想される[1]（図 10-1）．

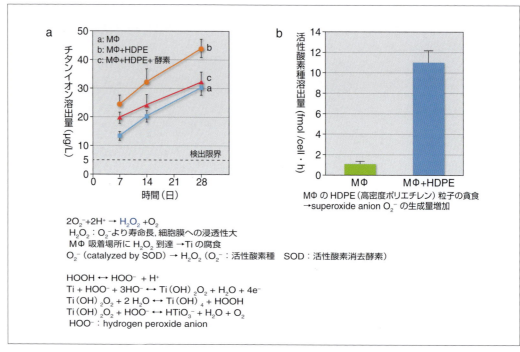

図 10-1 マクロファージ（MΦ）によるチタンイオンの溶出（a）と，MΦ の微粒子貪食による活性酸素種の生成（b）（Mu ほか，2000[1] をもとに作成）

Q11 インプラントは腐食により壊れることがありますか？

A 疲労と腐食が重なると，予期せぬインプラントの破壊が起こる．

図11-1はチタン合金（Ti-6Al-4V）のアバットメントスクリューが破折した例である．破断面（右上）は底面（右下）と比較して明らかに変色程度が大きい．変色部は厚いチタン酸化物で覆われていることが表面分析により確認された．これは破折部で腐食（酸化）が進行したことを示し，腐食が破折を助長したものと推察された．

疲労現象によってもインプラントの破折が起こる．インプラントには咬合により繰り返し荷重が加わっている．繰り返し荷重により強度が減少する現象を疲労といい，疲労を起こす前の（静的な）強度の半分以下の応力で破壊を起こすことがある．その破面にはストライエーション（striation）と呼ばれる疲労破壊の典型的な縞状の模様が観察される．

このように腐食と疲労が重なると「応力腐食割れ」といわれる現象が惹起され，インプラントも予期せぬ破壊が生ずる．図11-2にインプラントにとって最悪の環境を示す．すなわち，① 水平方向応力（ブラキシズムなど）が激しく，② インプラント周囲炎によりロート状の骨吸収が起こって咬合によりネック部に応力が集中し，③ インプラント表面にキズなどの欠陥があり，④ マクロファージが付着してpHが低下するとともに活性酸素を放出するような状態にあったとき，さらには ⑤ アバットメントとの接合部に隙間があるような状態では，耐食性が良いチタンといえども応力腐食割れにより破壊が生ずる危険性がある．マクロファージに関しては，炎症環境でマクロファージが活性化すると，過酸化水素と同様に活性酸素やヒドロキシラジカルを発生し，チタンの耐食性が損なわれることが予想される[1]．

以上より，材料そのものの強度はもちろん，組成の検討，応力集中を起こさないような形状，亀裂の起始点となるキズを設けないなど，応力腐食割れを起こさない材料設計が求められる．また，インプラント周囲炎を抑えるべく，プラークが付着しないようなチタンの表面改質法が検討されなければならない．

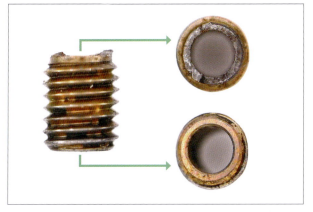

図11-1 アバットメントスクリュー（チタン合金）の破折

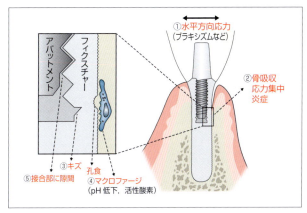

図11-2 インプラントにとって最悪の環境（応力腐食割れの条件）

Q12 純チタンのほうが，酸化膜による修復は早いのですか？

A 純チタンもチタン合金も，表面はただちに酸化膜が形成され，両者に差はない．

　図12-1は純チタンと各種チタン合金を研磨して大気中に保存した後の表面分析を示す．縦軸は各元素の存在比（原子％）を示し，横軸はスパッタリング時間（秒）を示す．スパッタリングとは試料表面にイオン化させたアルゴン（Ar）を衝突させることであり，表面の原子をはじき飛ばしながら元素の深さ方向分析をすることができる．このようにして，試料表面から内部にかけての元素の割合を求め，これに基づいて酸化膜の厚さを計算する．

　図12-1で，すべての試料の表面元素はチタン（Ti）と酸素（O）が主であり，酸化膜の厚さはTi-Cr合金を除いて6〜8nmと大差がない．このように，表面の酸化膜が破られたとしても，酸素の存在下（大気中，水中）では表面にただちに（数ミリ秒）にチタン酸化膜で修復され，これは純チタン，チタン合金で差がないといえる．

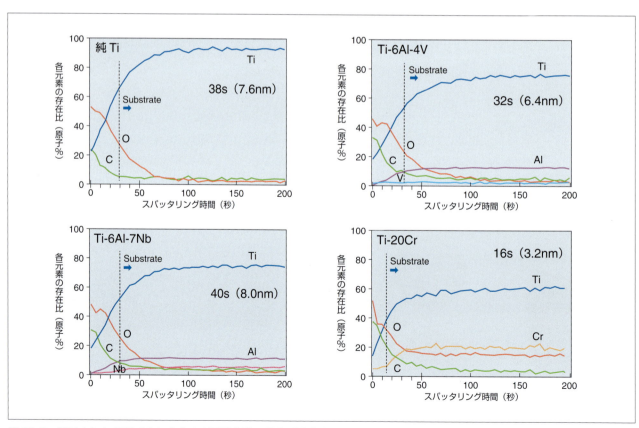

図12-1　純チタンと各種チタン合金の表面酸化膜の厚さ（武本真治先生のご厚意による）

Q13 チタン合金から，バナジウムやアルミニウムは溶出しますか？

A 通常の生理食塩水中では溶出は起こらない．

図13-1は純チタン（CP-Ti）およびチタン合金（Ti-6Al-4V，Ti-6Al-7Nb）を，0.9% NaCl溶液（SAL）と0.9% NaCl + 0.2% NaF溶液（pH5.0，NAF）に3日間浸漬後の変色と溶出量を測定した結果である．SAL中ではいずれも変色や溶出が起こらないが，NAF中ではいずれも変色し，相当量の溶出が認められる．

ただし，溶出のほとんどはチタンであり，他の元素の溶出量は少ない．このように，チタン合金においても酸性フッ化物以外の溶液では腐食は起こらず，バナジウム（V）やアルミニウム（Al）溶出の心配はないと考えられる．

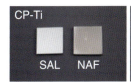
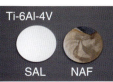
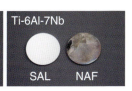
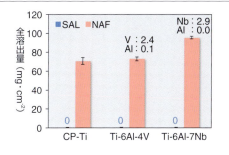

SAL: 0.9% NaCl
NAF: 0.9% NaCl + 0.2% NaF pH5.0
（37℃，3日間）

図13-1 純チタン（CP-Ti）およびチタン合金（Ti-6Al-4V，Ti-6Al-7Nb）の変色（左）と溶出量（右）（武本真治先生のご厚意による）

COLUMN 8
純チタンとチタン合金の骨形成能は同等

チタン合金が純チタンより骨形成能に劣るというエビデンスはなく，チタン合金（Ti-6Al-4V）は整形外科領域で従来より使用されているが，不快事項は報告されていない．

In vitro 試験において，純チタンとチタン合金（Ti-6Al-4V）上で骨芽細胞の動態を調査した結果，初期細胞接着およびALP活性やオステオカルシンの発現などの分化において両者に差が認められなかった[1,2]．

また，純チタンとチタン合金（Ti-6Al-7Nb）上で骨芽細胞様細胞を用いた実験では，細胞伸展，フィブロネクチンやオステオポンチンの発現において両者に差がなかった[3]．

In vivo 試験において，機械研磨を行った純チタンとチタン合金（Ti-6Al-4V）をウサギに埋入した実験では，骨接触率，骨形成面積とも差が見いだせなかった[4]．

一方，表面にブラスト＋酸エッチング処理を施した純チタン，Ti-Zr合金，Ti-6Al-4V合金をミニブタに埋入した実験において，骨接触率は純チタン，Ti-Zr合金がTi-6Al-4V合金より有意に大きいとの報告がある．しかし，これらの違いは，ブラスト処理後の酸処理法が異なり，それによって表面形状が異なることによる影響が大きいと考えられる[5]．

これに関連して，酸処理法の異なるTi-6Al-4V合金を用いて羊に埋入した実験では，骨接触率や除去トルク値は処理法による違いがみられ，表面形状の差がこれらの結果に影響していると述べている[6]．

したがって，強度を必要とする臨床例では，純チタンを使用するより，強度の大きいチタン合金の使用が勧められる．むしろ純チタンおよびチタン合金は大きな弾性係数（ヤング率）が問題とされており，これを解消するために低弾性係数をもつチタン合金の開発が進められている．

Q14 純チタンとチタン合金が接触したとき，バナジウムは溶出しますか？

A 酸性中で純チタンとチタン合金(Ti-Al-V合金)を直接接触させると，バナジウムのわずかな溶出はありうるが，この現象はまれと考えられる．

図 **14-1** はTi-Al-V合金インプラント体と各種上部構造を直接接触したときの1％乳酸中（pH≒2.3）におけるバナジウム溶出量を示している[1]．いずれの組合せでもバナジウムのわずかな溶出が確認されたことから，酸性中での直接接触ではバナジウム溶出の可能性があるが，実際にはこのような酸性環境になることはほとんどなく，格別な心配は不要と思われる．

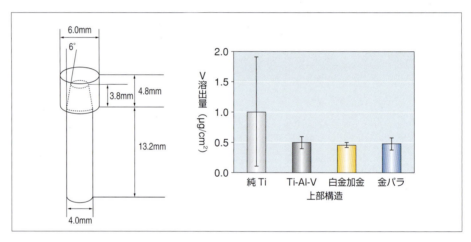

図 **14-1** Ti-Al-V合金インプラント体と各種上部構造を直接接触したときのバナジウム溶出量（Yamazoe, 2010[1]）をもとに作成）

COLUMN 9

ニッケルチタン合金インプラント

ニッケルチタン（Ni-Ti）合金は形状記憶特性をもつことから，櫛形のブレードタイプインプラントとして使用された．すなわち，交互に広げた櫛形の形状を記憶させ，それを平たく加工して顎骨のチャネルに挿入し，その後熱を加えて櫛形を広げることにより顎骨に強固に固定される特徴をもつ（**9-1**）．しかし，このインプラントはニッケルの溶出が懸念されたため，現在はほとんど使われていない．

Ni-Ti合金はその他に超弾性特性も有するので，メガネフレームや矯正用ワイヤー，根管治療用ファイルに使用されている．

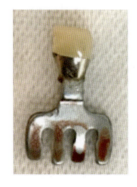

9-1 撤去されたNi-Ti合金インプラント（北沢 伊 先生のご厚意による）

Chapter 3 リン酸カルシウム

Q15 リン酸カルシウムにはどのような種類があり，特徴は何ですか？

A リン酸カルシウム（Calcium phosphate, CaP）には表15-1に示すさまざまな種類がある．組成や溶解性が異なるのはもちろん，生体材料としての適用も異なる．

CaPのなかで，過去の実績と賦形性・操作性の点からハイドロキシアパタイト〔日本語標準表記：ヒドロキシアパタイト Hydroxyapatite, HA, $Ca_{10}(PO_4)_6(OH)_2$〕と，β型リン酸三カルシウム（β-Tricalcium phosphate, β-TCP）が主に使用されている．HAは骨や歯の無機成分の主成分をなし，CaPのなかで熱力学的に最も安定であり溶解度が最も小さい．β-TCPはHAより溶解性が大きく，生体吸収性を有しているため使用が増加している．

β-TCPより吸収性が要求される症例では，α-TCPが用いられる．α-TCP多孔体は骨修復に応じて1～3カ月程度で吸収されることがわかっている[1]．また，OCPは骨形成時の中間生成物であり，HAへの転化を早め，石灰化を促進するといわれている．OCPとコラーゲンの複合体（OCP/Collagen）は骨再生材として製品化に向けた開発が進められている（Chapter 8）[2,3]．

なお，HA以外のCaPはHAを合成するときの中間物質であり，HAが高温分解により生成する物質でもある．

CaPの溶解度曲線を図15-2に示す．中性付近での溶解度はHA＜β-TCP≦OCP＝DCPD＜α-TCP＜TeCPの順に大きい．この溶解度の違いが，骨形成能の違いやコーティング膜の剥離の原因につながる．HAが主成分のエナメル質は，中性のpH≒7では脱灰

表15-1 代表的なリン酸カルシウム

化学名		化学式	略号	溶解性
ハイドロキシアパタイト	Hydroxyapatite	$Ca_{10}(PO_4)_6(OH)_2$	HA (HAp)	-
α型リン酸三カルシウム	α-Tricalcium phosphate	$Ca_3(PO_4)_2$	α-TCP	+++
β型リン酸三カルシウム	β-Tricalcium phosphate		β-TCP	++
リン酸水素カルシウム二水和塩	Dicalcium phosphate dihydrate	$CaHPO_4 \cdot 2H_2O$	DCPD	++
リン酸八カルシウム	Octacalcium phosphate	$Ca_8H_2(PO_4)_6 \cdot 5H_2O$	OCP	++
リン酸四カルシウム	Tetracalcium phosphate	$Ca_4O(PO_4)_2$	TeCP (4CP)	+++

・TCPの鉱物名：ホイットロカイト（whitlockite），DCPDの鉱物名：ブルシャイト（brushite）

が起こらないが，pH が 5.5 以下になると HA が溶解し，急激に脱灰が始まる．フルオロアパタイト以外の CaP はすべて HA より溶解度が大きい．ただし，同じ HA でも焼成温度によって結晶性（結晶の度合い）が異なり，溶解度も異なる．HA の通常の焼成温度は 1,200℃であるが，焼成温度を 800℃にすると溶解度は焼成温度 1,200℃のときの約 10 倍に増加する．

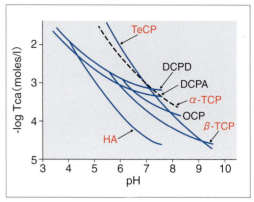

図 15-2 各種 CaP の溶解度（25℃）

Q16 アパタイトにはどのような種類があり，特徴は何ですか？

A 表 16-1 に示す種類があるが，カーボネートアパタイトは骨の組成に近く，生体吸収性がある．

ハイドロキシアパタイト（HA）はリン酸カルシウム（CaP）のなかで熱力学的に最も安定であり，溶解度が最も小さい．骨や歯の無機成分の主成分をなすことは周知である．CaP 系のアパタイトは，HA 以外にフルオロアパタイト〔Fluoroapatite, $Ca_{10}(PO_4)_6F_2$〕，クロルアパタイト〔Chloroapatite, $Ca_{10}(PO_4)_6Cl_2$〕，カーボネートアパタイト〔Carbonateapatite, $Ca_{10}(PO_4)_6CO_3$〕がある．フルオロアパタイトは HA より耐酸性が大きい．また，骨はカーボネートアパタイトと近い組成をとる．

HA は他のイオンと容易に置換することから，生体内のアパタイトはありとあらゆる元素が置換したものになっていると考えられる．具体的には，Ca イオンのサイトには Fe イオンや Mg イオンがよく置換している．また，OH イオンのサイトには，F イオンや炭酸イオンなどが置換している．F イオンの置換はフルオロアパタイトとなり HA より耐酸性が大きく，齲蝕予防に効果があることはよく知られている．

一方，カーボネートアパタイトは他のアパタイトより溶解性が大きく，破骨細胞に吸収され，骨形成能が大きいといわれる．カーボネートアパタイトと β-TCP との骨形成能の違いについては後述する（35 ページ，COLUMN 11；37 ページ，Q19）．

表 16-1 いろいろなアパタイト

化学名		化学式	溶解性
ハイドロキシアパタイト	Hydroxyapatite	$Ca_{10}(PO_4)_6(OH)_2$	-
フルオロアパタイト	Fluoroapatite	$Ca_{10}(PO_4)_6F_2$	- -
カーボネートアパタイト	Carbonateapatite	$Ca_{10}(PO_4)_6CO_3$	++
クロルアパタイト	Chloroapatite	$Ca_{10}(PO_4)_6Cl_2$	+

- フルオロアパタイトはハイドロキシアパタイトより耐酸性がよい
- 骨はカーボネートアパタイトと近い組成をとる

Q17 ハイドロキシアパタイトの溶解性は，どのような因子に影響されますか？

A ハイドロキシアパタイト（HA）の溶解性は結晶性が低いほど，不純物の含有が多いほど大きい．また，顆粒のサイズが小さく気孔率が大きいほど，HAの表面積が大きくなり，溶解性が大きい．

　現在使用されている骨補填材のHAの結晶性は骨のそれよりも高く，また不純物を含んでいないので，骨形成能に劣る可能性がある．石灰化にはカルシウムイオン（Ca^{2+}）とリン酸イオン（PO_4^{3-}）の存在が不可欠であり，適度な溶解性のあるリン酸カルシウム（β-TCPやカーボネートアパタイト）が求められる．

　生体内の各部位のアパタイトの結晶性を調査すると，歯のエナメル質は結晶性が高いが，象牙質や骨などは結晶性が低いことがわかる（35ページ，COLUMN 10）．エナメル質は純粋なHAで結晶性も高いことから溶解性が小さく耐酸性が大きい．一方，骨は結晶性の低いHAからなり，炭酸基を含むので溶解性が大きく，破骨細胞に吸収されて骨のリモデリングが行われる．このように，歯や骨の基本組成は同じHAであるが，生体中での部位によって適切に機能するように結晶性や溶解性が制御されている．

　一般に，高温で処理されたアパタイトは，低温処理アパタイトと比較して，結晶性が高く，また結晶欠陥が減少するため，溶解性は低下する．HA顆粒の処理温度によるSEM像，X線回折像，カルシウム溶出量の変化を図17-1に示す．SEM像では1200℃で焼結が少し進んでいるようであるが，X線回折像は処理温度が高くなるほどスペクトルが鋭くなり，結晶性が高くなることを示している．また，カルシウムの溶出は結晶性の高いHA1200でわずかであり，結晶性が高いほど溶解性が小さくなることを示している．

　結晶性の異なるHAとビスフォスフォネート（Bis）の複合体を作り，そこからのBis溶出量を測定した結果，HAの結晶性が低いほどBisの溶出量が多くなることがわかった．また，これらの複合体（Bps）を使い，ウシ皮質骨上で破骨細胞のマーカー「酒石酸抵抗性酸性ホスファターゼ（TRAP）」染色を行った結果，Bisの溶出量の多い複合体（Bps400）で破骨細胞の生存率が減少した（図17-2）．このように，HAは処理温度を変化させることにより，結晶性（溶解性）を制御することができ，それに薬剤（Bisなど）を担持させた複合体は薬物送達システム（DDS）の機能をもつことが明らかとなった[1]．

　さらに，不純物の炭酸基を含むカーボネートアパタイトは溶解性が大きい．また，顆粒のサイズが小さく気孔率が大きいほど，HAの表面積が大きくなり溶解性が大きくなるばかりか，生体のタンパク質などの反応性が大きくなり，骨形成能が増すと考えられる．

　ただし，一部のHAコーティングインプラントは，生体内で崩壊しやすくマクロファージの貪食を引き起こして炎症を惹起しやすいことには注意が必要である．これは，これらの厚膜HAコーティングインプラントはコーティングの過程でHAが熱分解を受けα-TCP，TeCP，CaOなどが膜内に生成し，これら溶解度の大きな成分が溶解・脱落するためである．

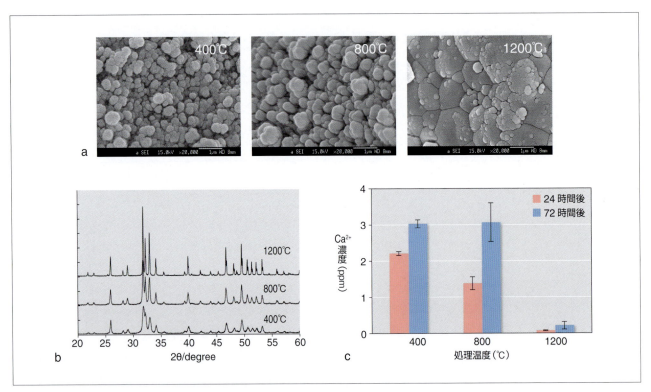

図 17-1 HA の熱処理温度による HA 顆粒の変化
a:SEM 像,b:結晶性の変化(X 線回折像),c:カルシウムイオンの溶出量

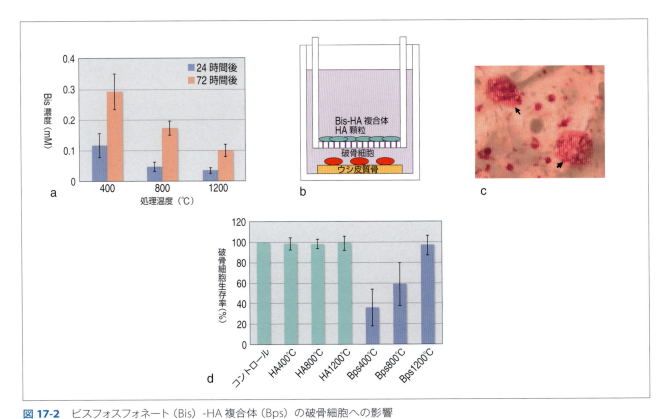

図 17-2 ビスフォスフォネート(Bis)-HA 複合体(Bps)の破骨細胞への影響
a:Bps からの Bis の溶出量,b:破骨細胞活性化試験の模式図,c:ウシ皮質骨上での破骨細胞(矢印,TRAP 染色),d:破骨細胞生存率

COLUMN 10

X線回折と結晶性

　一定波長のX線を試料に照射すると，物質の原子の配列状態によって散乱されたX線が，物質特有の回折パターンを示す．X線回折（X-ray diffraction，XRD）装置は，この回折パターンから物質を構成している成分の同定や，結晶性，結晶の配向性などを調べる装置である．X線回折の歴史は古く，1912年にMax von Laueが回折現象を発見し，1914年にノーベル物理学賞を受賞している．日本の研究者（西川正治，寺田寅彦）も1913年に岩塩，繊維の構造解析を行ったが，惜しくもノーベル賞を逃している．データベースはInternational Centre for Diffraction Data（ICDD，国際回析データセンター，旧JCPDS）で供給されている．

　X線回折はDNAの構造解析にも大きな役割を果たしている．DNAの二重らせん構造に関する論文はWatsonとCrickにより*Nature*に発表され[1]，Wilkinsともに1962年にノーベル生理学・医学賞を受賞したが，実際のX線回折による構造解析は主にFranklinによって行われたことは有名な話である．

　10-1にエナメル質（a），象牙質（b），下顎皮質骨（c）のX線回折パターンを示した．これらの主成分はHAだが，エナメル質は鋭いパターンであるのに対し，象牙質，骨はパターンの幅が広い．このように鋭いパターンをもつとき「結晶性が高い」といい，結晶が緻密にきちんと並んでいることを示す．一方，幅の広いパターンをもつとき「結晶性が低い」といい，結晶が緻密でなくバラバラに並んでいることを示す．象牙質や骨のような結晶性の低いHAは溶解性が大きく，耐酸性が低い．

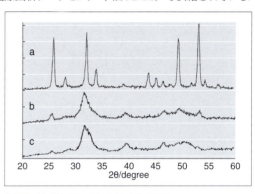

10-1　X線回折による結晶性解析
　a：エナメル質，b：象牙質，c：下顎皮質骨

COLUMN 11

溶解度を同一にしたときのハイドロキシアパタイトとβ-TCPの骨形成能の差

　骨形成能にはリン酸カルシウムの溶解度のみならず，結晶形も関係することも考えられる（HA：六方晶，β-TCP：三方晶）．結晶形の違いのみの影響をみるためには，溶解度を同一にして検討する必要があることから，HAの処理温度を変え溶解度をβ-TCPと同一にして（**11-1a**），骨芽細胞様細胞のオステオカルシンの産生量と石灰化に及ぼす影響を検討した．その結果，両者はチタンよりは骨形成が大きかったがHAとβ-TCPでは差がみられなかった（**11-1b,c**）．したがって，骨形成能に大きく影響するのは溶解性であり，β-TCPがHAより良好な骨形成能を示す理由は，溶解性が大きいことが主要因と考えられる．

　また，HAやβ-TCPなどのリン酸カルシウムはタンパク質の吸着特性が大きいことから，クロマトグラフィーカラムとして用いられて生体分子と相互作用があることが知られている．また，オステオカルシン，オステオポンチンなどカルシウム結合性タンパク質を吸着し，骨芽細胞の分化を効率よく誘導する可能性があり，これらのリン酸カルシウム材料の溶解性を適度な状態に保てば，良好な骨形成能を発揮するものと考えられる．また，α-TCPがインプラント周囲環境で良好な結果を収めていないのは，溶解性が大きすぎるためであろう．

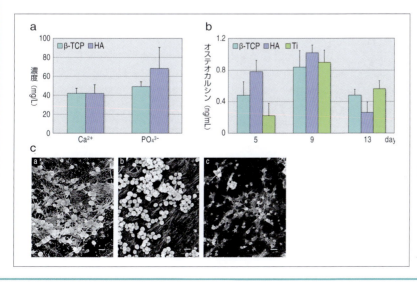

11-1　溶解性が同じβ-TCPとHA上での骨芽細胞様細胞の石灰化
　a：Caイオン，リン酸イオンの溶出量
　b：オステオカルシンの産生量
　c：培養9日の石灰化球およびコラーゲン線維の産生（a：β-TCP，b：HA，c：Ti．bar＝1μm）

COLUMN 12

なぜ薄膜？―薄膜の意義―

一般に金属材料は強度が大きく展延性に優れ，容易に破折しない．一方，セラミック材料は脆く，性質のバラツキが大きい．これら金属材料とセラミック材料を積層させ，曲げ応力を加えた場合を考える（**12-1, 12-2**）．

セラミック（HA）層を金属と同じ1mmにすると，金属の弾性限内でセラミック内に亀裂が生じ，膜は剥離する（**12-2a**）．しかし，セラミック層をたとえば10μmと薄くすると大きなたわみ量が得られ，金属が塑性変形してもセラミックには破壊が起こらない（**12-2b**）．セラミックと金属が密着し，セラミック層が緻密であれば，セラミック層を必要最小限の厚さにしたほうが，金属の力学的特性を最大限発揮できる．

薄膜が形成できる表面改質法には，ウェットプロセスとドライプロセスがある．ウェットプロセスには電気メッキ，陽極酸化，イオン交換などがあり，膜は比較的簡便に形成できるが，膜の密着性は悪い．

ドライプロセスは，主に半導体工業とともに発展してきた低温プラズマ（物理的蒸着）法が主体であり，イオンスパッタリング法，イオンプレーティング法，イオンビームダイナミックミキシング法などがある．

12-3 はプラズマ溶射法（左）と比較した低温プラズマ法の特徴を示している．プラズマ溶射法は，高温プラズマによりHAを溶解するためHAが分解しやすい．一方，低温プラズマ法はアルゴン雰囲気下でHAをコーティングするため，HA膜厚の制御が容易で，基材（チタン）と密着する[1]．

その他のコーティング法として，レーザーを応用したレーザーアブレージョン法やエレクトロスプレー法なども紹介されている．これらの膜は緻密で薄く，基材との密着性に優れることから，溶射法の欠点を克服できる利点を有している．しかし，膜は一方向にしか形成されないので，アンダーカットのあるような形態へのコーティングは不向きである．

密着性に優れ，アンダーカットのある形態にもコーティングできる薄膜コーティングとして，「分子プレカーサー法」による薄膜コーティング法が注目されている[2]．これは，EDTA-Ca錯体を含有するプレカーサー溶液を用いて基材上に塗布し，600℃程度の加熱処理で炭酸含有HA薄膜が形成できる簡便な方法であり，今後の応用が待たれる．

	厚さ	
	1mm	10μm
Ti 基材	0.53	―
HA コーティング	0.13〜0.25	13〜25

12-1 金属（Ti）/セラミック（HA）積層材に曲げ応力を加えたときの，最大たわみ時の曲率半径（mm）．スパン長：30mm

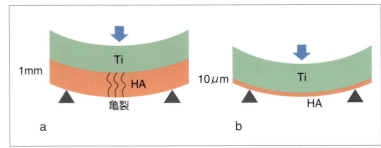

12-2 HAコーティング膜が1mmと厚い場合（a），10μmと薄い場合（b）

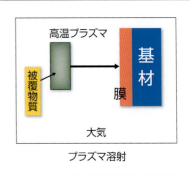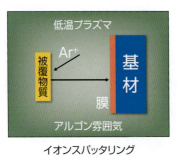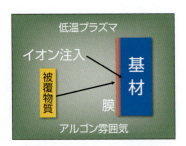

12-3 代表的なHAコーティング法（プラズマ溶射以外は超薄膜コーティング法）

Q18 β-TCPは，ハイドロキシアパタイトと骨形成能に差がありますか？

A β-TCPはハイドロキシアパタイト（HA）より溶解性が大きく，骨形成能に優れるといわれる．

　HA（Ca/P ＝ 1.67）とβ-TCP（Ca/P ＝ 1.50）は，組成，溶解性，結晶形が異なる．最も大きな違いは溶解性であり，HA＜β-TCPである．この溶解性（吸収性）の違いが両者の骨形成能の違いに影響すると考えられる．溶解性の大きなβ-TCPは破骨細胞に吸収されやすく，骨代謝回転を生じさせて骨形成を導く性質を有するとされている．一方，溶解性の小さなHAは破骨細胞に吸収されないため，骨芽細胞などのHA内への侵入が遅れ，これにより新生骨の形成が遅れるとの報告が多い[1]．

　β-TCPの骨形成のメカニズムは解明されていないが，いったん溶解したβ-TCPがその表面にカーボネートアパタイト様析出物を形成し，β-TCP粒子をカーボネートアパタイトがコーティングした状態となりカーボネートアパタイト層が破骨細胞による吸収を受け，骨芽細胞による骨形成が行われるともいわれている[2]．

Q19 カーボネートアパタイトは，β-TCPと比較して骨形成能はどうでしょうか？

A 生体骨の成分に近いカーボネートアパタイト（CA）は，破骨細胞の酸環境下ではβ-TCPより溶解性が大きく，破骨細胞の応答も優れていることから，優れた骨補填材になり得ると考えられる．

　CAは中性付近では溶解性がβ-TCPと近似しているとされる．しかし，破骨細胞直下の酸環境モデルでの溶解性はCAが市販β-TCP系骨補填材に比べ有意に高いことが示され，CAは破骨細胞に溶解されやすいと報告されている[1]．

　また，ウサギ由来破骨細胞培養系でCA，HA，β-TCPを比較した報告では，CA試料表面では破骨細胞の近傍で，酸脱灰されたために露出したと思われる焼結粒が認められ，CAが破骨細胞により吸収されることが確認できた．比較として用いたHAおよびβ-TCP上では吸収窩は認められず，β-TCP上の破骨細胞は剥離しその活性を消失している様相を呈していた．また，同様な結果はマウス由来の破骨細胞を用いた系の遺伝子解析でも確認できたとの報告がある．この理由は，β-TCPでは基材の溶解・再石灰が起こり，培養液の特にリン濃度が低下してしまうこと，あるいは，β-TCPは表面の溶解性が高いため，破骨細胞が材料表面へ接着しにくく，破骨細胞の活性が十分に上昇しないことによると考えられている[2,3]．

　以上より，生体骨の成分に近いCAは，破骨細胞の酸環境下ではβ-TCPより溶解性が大きく，破骨細胞の応答も優れていることから，先に述べた低結晶性HAとともに優れた骨補填材になり得ると考えられる．

COLUMN 13

HA-コラーゲン複合体は細胞も作るし，人工的にも作ることができる

　石灰化機構の有力説は基質小胞説である．エナメル質を除くすべての硬組織の石灰化は基質小胞（matrix vesicle）から始まる．骨芽細胞から形成された基質小胞は，初期石灰化を開始する（**13-1a**）．その後，基質小胞を核として結晶成長を始め結晶様構造物となり，やがて小胞膜は断裂し，石灰化が小胞膜外へ広がり石灰化球となる．この石灰化球がコラーゲン線維に沿って析出し，骨（HA-コラーゲン複合体）が形成される．基質小胞内ではカルシウムイオン（Ca^{2+}）とリン酸イオン（PO_4^{3-}）の濃度が高まり，ハイドロキシアパタイトが形成されると考えられる[1]．

　一方，コラーゲン分子を分散させたリン酸水溶液（酸性溶液）と水酸化カルシウム懸濁液（塩基性）の2液を準備し，精製水を入れた反応容器中に同時に滴下させることで，HA-コラーゲン複合体は人工的にも合成できる（**13-1b**）．

　骨は無機材料のHAと有機材料のコラーゲンの複合体であるので，弾性係数はHAより小さい．骨の「しなやかさ」はこれにより生まれる．

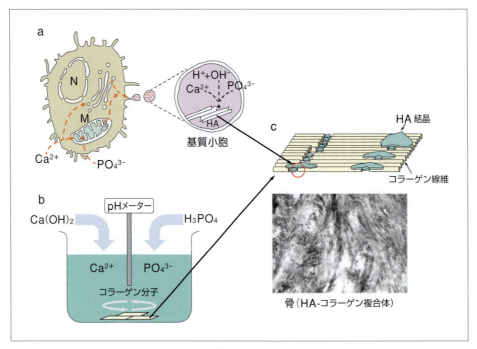

13-1　骨（HA-コラーゲン複合体）の形成機序
　a：骨芽細胞と基質小胞，b：人工的に合成したHA-コラーゲン複合体，c：骨（HA-コラーゲン複合体）の構造

COLUMN 14

魚のウロコはアパタイトとコラーゲンからできている

　硬骨魚類のウロコはカルシウム欠損型ハイドロキシアパタイトとⅠ型コラーゲンにより形成されている．ウロコは2つの異なった構造，外側の層と内側の線維層からできている．鯛ウロコの引張り強度試験の結果，平均値が93MPaであり，ヤング率は2.2GPaを示した．ウロコの高い引張強さは，板状のアパタイト結晶のc軸がコラーゲン線維に沿って配向していること，すなわちアパタイト結晶とコラーゲン線維の高い秩序構造に起因する[1]．

Chapter 4 ジルコニア

Q20 ジルコニアとは何ですか？

A 金属のジルコニウム（Zirconium, Zr）の酸化物（二酸化ジルコニウム, ZrO_2）である．白くて密度が大きいため"ホワイトメタル"などと呼ばれたりするが，れっきとしたセラミックスである（図20-1）．

各種材料の密度を付図（124ページ）に示す．ジルコニアはセラミックスのなかでも金属のように密度が大きい（実際にはチタンより大きい）．このことが"ホワイトメタル"と呼ばれるゆえんである．

- ジルコニウム　　Zirconium Zr（金属）
- ジルコニア　　　Zirconia ZrO_2（セラミックス）
  （二酸化ジルコニウム）
- ジルコン　　　　Zircon $ZrSiO_4$（セラミックス）
  （ケイ酸ジルコニウム）

図20-1　ジルコニウム，ジルコニア，ジルコン

Q21 TZPとは何ですか?

A TZP（tetragonal zirconia polycrystal，正方晶ジルコニア多結晶体）は結晶形が正方晶のジルコニアであり，ほかの結晶形のジルコニアより強度が大きいため，歯科や整形外科領域で用いられている．

　ジルコニアは図 21-1 に示すように，温度によって結晶形が異なる相変態を起こす．このなかで正方晶が最も強いため，歯科用や整形外科用に適している．しかし，正方晶は1100℃以上で安定するが，室温に下げると単斜晶になってしまうため，正方晶を室温で安定化するための工夫が必要であった．Y-TZP（イットリア安定型 TZP）や Ce-TZP（セリア安定型 TZP）は，イットリア（Y_2O_3）やセリア（CeO_2）を添加することにより，室温で安定して正方晶を示すジルコニアである．現在，歯科用として多く応用されているのは Y-TZP であるが，Ce-TZP にアルミナ（Al_2O_3）を複合させた，Ce-TZP/Al_2O_3 ナノ複合体も市販されている．

　部分安定化ジルコニア（partially stabilized zirconia：PSZ）は，カルシア，マグネシアを安定化剤として固溶させたジルコニアであり，立方晶を含む．それに対して TZP は，正方晶の安定領域である 1,350〜1,600℃で焼結し，粒径を 0.3〜2μm 程度に微細化することによりほぼ 100％の正方晶が得られるジルコニアであり，PSZ と区別している．

　キュービック（立方晶）ジルコニアは，透明でダイヤモンドに近い高い屈折率を有することから模造ダイヤとも呼ばれ，宝飾品としても用いられている．密度がダイヤモンドより大きく重いため，模造ダイヤであることがすぐわかる．

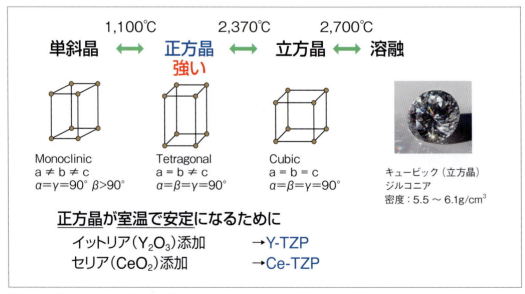

図 21-1　ジルコニアの相変態と TZP

Q22 TZPはどうして強いのですか？

A TZPが高強度や高靭性を示すのは，応力誘起変態強化機構や強弾性ドメインスイッチング機構など複雑な機構が関与しているためと考えられる．

応力誘起変態強化機構は次のように説明されている．通常のセラミックスは，応力が負荷されると亀裂が生じ，それが伝搬して破壊に至る．一方，TZPの場合は，応力が負荷されると正方晶から単斜晶に変態し，このとき約4％の体積膨張が生ずる．この体積膨張により亀裂の先端に圧縮応力が働き，亀裂の伸展を阻止するために強いというものである[1]（図22-1a）．強弾性ドメインスイッチング機構は，正方晶ジルコニアにおいて，応力下で正方晶から単斜晶へ相転移せずに，ドメイン構造をもった正方晶格子のa軸とc軸が入れ替わって再配向する（強弾性ドメインスイッチング）という現象が関与していると言われている[2]（図22-1b）．

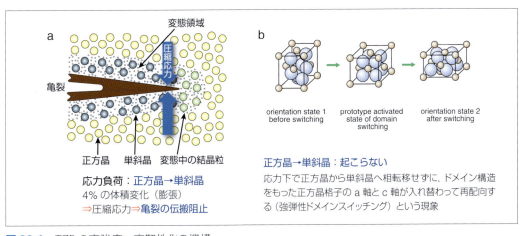

図22-1 TZPの高強度，高靭性化の機構
a：応力誘起変態強化機構．b：強弾性ドメインスイッチング機構

Q23 TZPは組成や処理法によって強さが異なりますか？

A アルミナ添加量が多いと強度が大きくなるが，弾性係数（ヤング率）や硬さも大きくなり透過性が低下することから，焼成後の処理（HIP処理）によって強度を改善したほうが，臨床的応用は適していると考えられる．

TZPの強さは，歯科用陶材の10倍以上，2ケイ酸リチウムセラミックス（IPS e.max

Press）の3倍，純チタンの2倍以上，チタン合金と同等以上であり，臼歯部ブリッジに使用可能である（124ページ，付図）．一般的にアルミナ（Al_2O_3）の添加量が多くなれば，強度は増加するが透光性は減少する（ATZ，NanoZR）．透光性が重要となる歯冠修復物にはアルミナが少ないTZPが好まれるが，インプラント体のように透光性が問題とならない場合はこのかぎりではない．また，熱間静水圧加圧（HIP）処理をすればさらに大きくなり，細いインプラント体への応用も可能となる（図23-1，表23-1）．

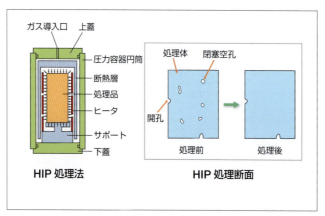

図23-1　HIP（熱間等方圧加圧）処理法と空孔（気泡）

表23-1　アルミナ（Al_2O_3）添加量，処理法の違いよる物性の変化

一般名	顆粒名（例）	Y_2O_3 (mol%)	Al_2O_3 (mass%)	曲げ強さ（3点曲げ）(MPa)		弾性係数 (GPa)	硬さ (Hv)
				HIP処理なし	HIP処理		
Y-TZP	TZ-3YB-E	3	0.05	1100	1800	210	1200
ATZ	TZ-3Y20AB	3	20	1300	2000	250	1400

HIP処理：1,300℃，1h，アルゴン雰囲気内で147 MPa加圧．ATZ：Alumina-toughened zirconia

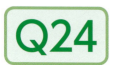 **TZPは低温劣化を起こすのですか？**

 100℃以上の水分存在下で劣化が進行すると言われるが，通常の口腔内環境では生じにくく，歯科領域においては低温劣化が原因の不具合は報告されていない．

　図24-1に低温劣化（low-temperature degradation, LTD）の模式図を示す[1]．応力負荷(加工)→正方晶から単斜晶へ相変態→膨張→亀裂の伝搬阻止→強化となるはずであるが，水分の存在下では水が浸入して加水分解を起こすため，寿命が低下する．これが低温劣化の機序と言われる．

　整形外科領域でTZP製人工骨頭の破損事故が2001年頃に頻発し，この原因が低温劣化現象によるものとされた．しかし，これは生産工程の不良によるものであったことが判明

した．現在では，低温劣化を軽減する組成や微細構造の改良が加えられ，低温劣化が原因の不具合は心配する必要がない状況である．口腔内環境では全く問題がないが，オートクレーブの長時間使用は避けたほうがよいとの報告がある．しかし，数時間のオートクレーブ使用は，速度論的にも低温劣化の心配はないと考えられる．

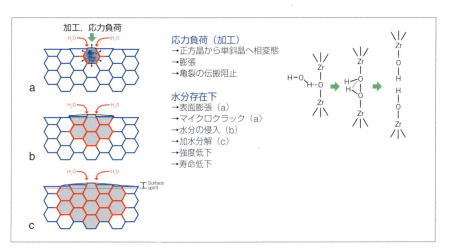

図 24-1　TZP の水中での低温劣化機構

Q25　TZP の耐久性は大丈夫ですか？

A 熱間等方圧加圧（HIP）処理された Y-TZP やアルミナ添加量の多い ATZ（NanoZR など）は十分な疲労強度を有し，インプラント体や臼歯部ブリッジフレームに応用可能であると考えられる．

　TZP をインプラント体や固定性補綴物に応用するためには，生体環境下で長時間機能することが求められる．TZP の強度は十分に大きいが，この強度評価は，大気中で 1 回だけの負荷による静的な試験法で行った結果であり，この結果だけでは口腔内で長時間機能したときに耐久性があるかの判断はできない．さらに，インプラント体へ応用するためには，早期のオッセオインテグレーション獲得のために表面を粗造化する必要があり，表面を粗造化した TZP の湿潤下における疲労特性を検討しなければならない．

　Y-TZP（イットリア安定型 TZP），Ce-TZP/Al$_2$O$_3$ ナノ複合体の疲労特性を評価した（図 25-1）[1,2]．Y-TZP は一般的に使用されている大気焼結と，アルゴン加圧雰囲気で HIP 処理を施した Y-TZP HIP を使用した．HIP 処理は整形体内部の気泡を極端に減らす処理であり，強度を大幅に向上させることができる（図 23-1）．通常の歯冠修復物はオーダーメードで製作されることから，加工効率を上げるために，仮焼結体の状態で修復物の形態に加工し，大気下で本焼結するのが一般的である．しかし，インプラント体はオーダーメードで製作する必要がないため，HIP 処理を施したジルコニアを利用することができる．

表面形状，表面粗さは鏡面（MS）は平滑な表面であるが，150μm アルミナでブラストした SB150 に酸エッチングを施した SB150E は，大きな凹凸の上にナノオーダーの微細構造が認められ，チタンにおける SLA と同様なマイクロ＋ナノ構造の表面を呈している（図 25-1）．

　まず，2 軸曲げ試験法で静的強さと疲労強さを基礎的に評価した（図 25-2）．静的強さ（大気，室温）の結果を図 25-3 に示す．鏡面研磨試料（MS）では Y-TZP HIP が 1,800MPa と圧倒的に強く，市販の Y-TZP で報告されている最大値の 1.5 倍以上の強度を示している．一方，ブラスト＋酸エッチング処理試料（SB150 ＋ HF）は材料間の差が小さくなっているものの，Y-TZP HIP は 1,400MPa と最大値を示している．

　疲労強さ（水中，37℃，100 万回負荷）の評価法とその結果を図 25-4，5 に示す．疲労強さは，静的強さの 50 ～ 70％に減少しており，やはり静的試験だけでは耐久性は予測できないことがわかる．Y-TZP HIP のブラスト＋酸エッチング処理試料（SB150E）の疲労強さは 900MPa 弱であり，同表面形状の静的強さ 1,400MPa より減少し，鏡面試料（MS）の静的強さ 1,800MPa と比較すると半分程度に減少している．NanoZR の SB150E 試料の疲労強さは 670MPa 程度であり，Y-TZP HIP よりは疲労強さは小さいが，静的強さに対する強度の減少率は小さい．使用したジルコニアのすべての表面形状で，ISO13356（外科用 TZP）で規定されている疲労曲げ強さ 320MPa を超えており，特に HIP 処理された Y-TZP やアルミナ添加量の多い ATZ（NanoZR）は，十分な疲労耐久性を有していることがわかる．

a　使用した材料と焼成条件

材料	製造業者	焼成条件
Y-TZP	東ソー	1,350℃，2 時間，大気中
Y-TZP HIP*	東ソー	上記 +1,300℃，1 時間，Ar 雰囲気（147MPa）
NanoZR	パナソニックヘルスケア	1,450℃，2 時間，大気中

*HIP：熱間等方圧加圧処理（アルゴン雰囲気で等方圧縮して焼結）

b　表面処理条件

略号	表面処理
MS	最終コロイダルシリカによる鏡面研磨
SB150	150μm アルミナによるサンドブラスト
SB150E	SB150 をフッ酸（HF47％）で 15 分エッチング

c　表面形状

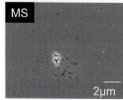 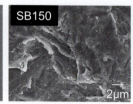 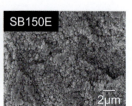

表面粗さ（Ra）　0.06 ± 0.01 μm　　　1.07 ± 0.10 μm　　　1.52 ± 0.09 μm

図 25-1　Y-TZP と NanoZR の疲労強度評価

ジルコニア　Chapter 4

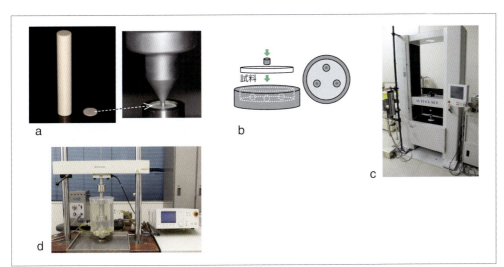

図 25-2　円板試料（直径 13mm，厚さ 0.5mm）を用いた耐久性評価（静的試験と疲労試験）
　a：棒状試料から切り出した円板試料
　b：2 軸曲げ試験法
　c：静的試験法（大気中，室温）．島津オートグラフ AG-I 20kN
　d：疲労試験法（水中，37℃，100 万回繰り返し荷重）．疲労試験機：島津サーボパルサ EHF-FD05．試験方法：ステアケース法

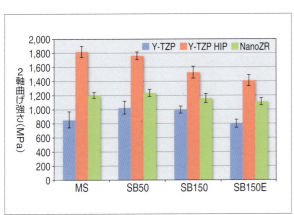

図 25-3　各種 TZP の静的強さ（大気，室温，繰り返しなし）

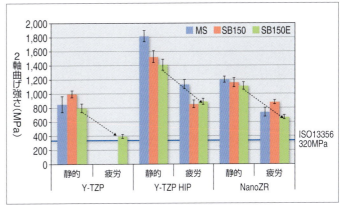

図 25-4　各種 TZP の静的強さと疲労強さの比較

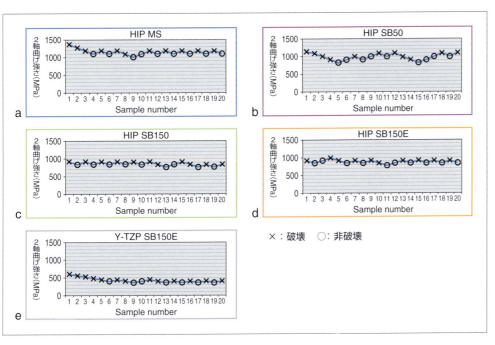

図 25-5　ステアケース法による疲労試験評価（a〜d：Y-TZP HIP，e：Y-TZP SB150E）

45

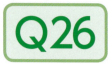
TZPを細いインプラントに応用しても大丈夫ですか？

HIP処理を施した直径3mmの棒状インプラントは，同形状の純チタン2種の1.5倍の疲労特性を有していることから，細いインプラントにも適用できる可能性はあるが，2回法の中空インプラントについては検討する必要がある．

　前述の図25-4は疲労**強さ（MPa）**を示しているが，この値から材料そのものの強度はわかるものの，形状・サイズの異なる実際のインプラント体がどの程度の**荷重（N）**に耐えるかはわからない（荷重と応力の関係は13ページ，COLUMN 2；15ページ，COLUMN 4）．そこで，直径3mmの棒状試料の表面にブラスト＋酸エッチング処理を施し，ISO14801に準拠した方法（30°傾斜，37℃水中，100万回）で疲労特性を評価した（**図26-1**）[1,2]．その結果，HIP処理したY-TZPの破壊荷重は，静的および疲労条件下で純チタン（2種）の降伏荷重（力）より大きかった（**図26-2**）．また，報告されている臼歯部の咬合力の2倍程度の疲労破壊荷重を示した．直径を大きくすれば疲労破壊荷重は大きくなる．

　ただし，今回使用した棒状タイプは1回法インプラントには適用できるが，臨床で主に使用されている中空の2回法インプラントの形状をしておらず，臨床応用が可能かどうか結論は出ていない．しかし，実際に臨床応用されている純チタン（2種）の1.5倍の破壊荷重を有している事実から，HIP処理を施したY-TZPは中空の2回法インプラントにも適用できると推察される．

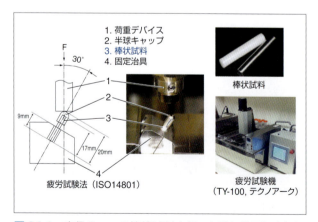

図26-1 直径3mmの棒状試料を用いた耐久性評価（水中，37℃，100万回繰り返し荷重）

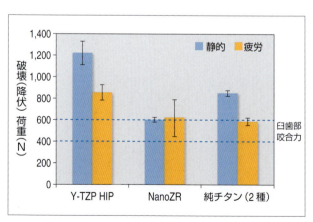

図26-2 直径3mm棒状試料（ブラスト＋酸エッチング処理）の静的および疲労破壊荷重（純チタンは降伏荷重）

Chapter 5 表面

Q27 インプラントの生体反応を理解するための「表面」や「界面」とは何ですか？

A 2つの相（固／気，固／液，固／固など）の境界面を界面という．表面は界面と同義語であるが，一般に表面は外側から眺めた場合をいう．

インプラントが生体に埋入されたとき，最初に血液と接し，炎症，創傷治癒のプロセスを経てオッセオインテグレーションを達成する．このときのインプラントと生体との反応には，さまざまな分子，そして細胞を制御する種々のサイトカインや接着性タンパク質（フィブロネクチンやラミニンなどの細胞外マトリックス）の吸着が重要な役割を果たす．その後に，炎症性細胞などの各種細胞，あるいは細菌が付着して生体反応が行われる（図27-1）．

幹細胞や骨芽細胞のような接着性細胞は，インプラントに細胞が接着した後，図27-2に示す過程を経て増殖分化し，組織（骨組織）を形成する．

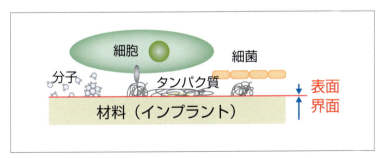

図 27-1　生体と材料（インプラント）の界面で起こる生体反応

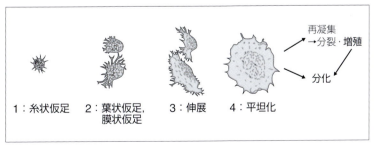

図 27-2　細胞接着から細胞分化までの過程

Q28 インプラント表面は，どのように分類されますか？

A 生体が材料と接したときの生体反応は，材料の表面の性質に影響される．この表面の性質は「表面性状」と呼ばれることが多いが，厳密には「表面形状」と「物理化学的性質：表面性状（狭義）」があり（図28-1），インプラント表面の生体反応を理解するためには，この2つの性質を知る必要がある．

表面形状は，タンパク質の吸着，細胞の接着，伸展，配列，増殖に大きく影響するばかりではなく，細胞の分化・発現形態に重要な役割を与える．細胞が基材の溝に沿って配列するというコンタクトガイダンス（contact guidance）の付与は，表面形状の制御の一形態である（図28-2）．

物理化学的性質（表面性状）は表面の物理化学的性質を指し，材料へのタンパク質吸着，細菌付着あるいは細胞接着に影響を与える．

表面性状
- 表面形状 surface topography (morphology)（表面粗さ）
- 物理化学的性質（表面性状） surface physicochemistry
  表面組成，表面エネルギー（濡れ性，疎水・親水性），表面荷電

図 28-1　インプラント表面

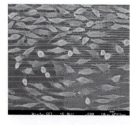
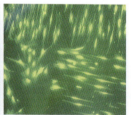

細胞増殖，進展方向
コンタクトガイダンス
（Brunette, 1988[1], Inoue ほか, 1987[2]）

分化（細胞の発現形態）
（Martin ほか, 1995[3]）

図 28-2　表面形状

コンタクトガイダンス

細胞は，幾何学的な微細構造によって遊走，伸展が変化する構造依存性があることはすでに知られており，1971年にコンタクトガイダンスという概念で発表されている[4]．これら幾何学的な微細構造上でのコンタクトガイダンスを利用して，インプラント周囲細胞の動態を人為的にコントロールする試みが行われている．

Q29 表面形状を評価するのに使われている「表面粗さ」とは何ですか？

A 表面粗さには，二次元と三次元で表される算術平均粗さ（それぞれRa と Sa）があり，最近は三次元的評価が増えつつある．

表面の形状は各種顕微鏡で観察できるが，その程度を定量的に表すために「表面粗さ」が定義されている（JIS B0601, ISO4287）．従来から，粗さの測定は図29-1 に示すように触診式の表面粗さ測定器により表面の凹凸の二次元プロファイルを描記し，そこから「うねり」成分（図の平均線）を除去し，基準長さにおける平均的な粗さ（算術平均粗さ；Ra や最大高さ；Rz）を，粗さの特性値として表記している．この際，うねり成分を除去するためにカットオフ値（基準長さの1/5 程度）も併記する必要がある．

最近になって，インプラント関係の多くの論文で粗さの三次元解析が報告されるようになった（図29-2, ISO 25178, Sa 算術平均粗さ（高さ））．これは，市販インプラントが円柱形状でしかも溝が付与されていること，また従来の二次元的な粗さの解析では骨反応の解釈が困難になってきたことが要因にある．動物実験において Sa 1.5μm と約50％のSdr をもつ適度な粗さが，最大の骨反応を誘起するとの報告もある[1〜3]．三次元粗さ解析にはレーザー顕微鏡や三次元走査型電子顕微鏡（SEM）が使用される．

図29-3 にチタンに SLA（ブラスト＋酸エッチング）処理を施した表面の算術平均粗さの比較を示す（Sa 測定時の SEM 写真も同時に示す）．三次元測定の算術平均粗さ；Sa 値は二次元測定の Ra 値より小さく，しかも，測定領域が狭くなればなるほど小さくなる．また，うねり成分を除去するために Gaussian フィルター処理を行う場合もある．したがって，粗さによる生体反応の違いを論文間で比較するときは，対象となる論文がどのような条件で測定された粗さ特性値なのかを把握してから行う必要がある．さらには，Sa 以外のパラメーター，たとえば Sdr 値（表面の展開面積と公称面積の比；実質的な表面積の大きさの指標）なども採用されている．

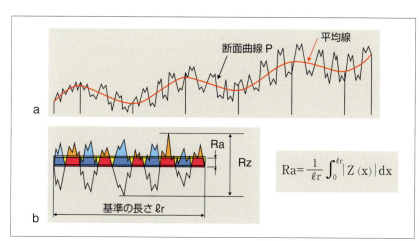

図29-1 表面粗さの表し方（二次元，JIS B0601-2001）
 a：表面形状のプロファイル
 b：a からうねり成分（平均線）を除去したプロファイル．Ra：二次元算術平均粗さ，Rz：二次元最大高さ

$$Ra = \frac{1}{\ell_r} \int_0^{\ell_r} |Z(x)| dx$$

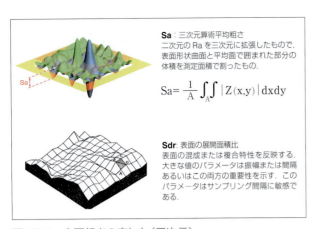

図 29-2　表面粗さの表し方（三次元）
国際規格（ISO25178）の三次元表面性状パラメータ

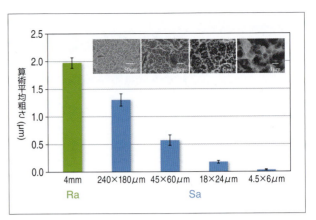

図 29-3　算術平均粗さの二次元測定（Ra）と三次元測定（Sa）の比較（チタンに SLA 処理を施した表面）
Ra は基準長さ 4mm，カットオフ値 0.8mm で計測．Sa は各測定面積における値

Q30 インプラントの表面形状は，どのように分類されていますか？

A 表面形状（表面粗さ；Ra）の違いでマクロ粗さ（macro，10μm 以上），マイクロ粗さ（micro，1〜10μm），ナノ粗さ（nano，1〜100nm）に分類されている．

　表面粗さは，創傷治癒のなかで起こる骨形成過程において，タンパク質吸着，細胞接着，伸展，配列，増殖，分化に影響し，骨形成に大きく関わっている．マクロ粗さは骨組織との機械的な嵌合力に大きく影響する．マイクロ粗さは「中程度の粗さ」ともいわれ，骨とインプラント表面の嵌合力が最大となるだけでなく，骨形成を促進し骨吸収を抑制する粗さであると報告され，現在の多くのインプラントで採用されている．

　ナノ粗さは，ナノテクノロジーの進展とともに注目され，タンパク質の吸着，骨芽細胞の接着に重要な役割を演ずることが報告され，マイクロ粗さとの併用による相乗効果（synergistic effect）が期待されている．すなわち，大きなうねりは細胞の伸展，配列には影響を与え，小さな粗面は細胞接着性タンパク質の吸着とその後の細胞接着を高め，分化と石灰化を促すことが考えられる．

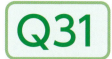

表面形状は，細胞接着・増殖・分化に影響しますか？

表面形状は，細胞接着，細胞分化に影響を与える．

In vitro 研究は，細胞培養により細胞の接着，形態，伸展，増殖，分化を評価するものであり，その後に行われる *in vivo* 研究（動物実験）および臨床研究の基礎となる研究である．

細胞接着は，まずインプラント基材に細胞外マトリックスが吸着し，それに細胞膜介在のレセプターであるインテグリンが接着し，細胞外マトリックスの情報が細胞内タンパク質（ビンキュリン，アクチンなど）に伝達される過程を経て達成する（図 31-1）．細胞外マトリックスはフィブロネクチンやラミニンなどの細胞接着分子であり，これらの吸着はインプラント基材の形状，特にナノ構造に影響される．一般的に粗面のインプラントに骨芽細胞様細胞が高いレベルで接着することが確認されている．粗さの程度が異なる表面形状での骨芽細胞様細胞の接着は，表面粗さ（Ra）1〜2μmで高いことが報告されている．

細胞の伸展方向は，表面の粗さの程度のみならず，表面構造の配列方向に影響される．幅1〜10μm，深さ0.5〜1.5μm程度の微細溝（マイクログルーブ）上で，細胞接着関連タンパク質の発現方向を制御し，細胞の伸展方向や，焦点接着斑（ビンキュリン）や細胞骨格（アクチン）の進展方向を制御できることがわかる（図 31-2）．また，微細溝の付与により石灰化基質の生成も促進する（図 31-3）．

細胞増殖は，中程度の粗さで促進するとの報告が多いが，逆に抑制するとの報告もあり，定まった結論はない．この主な理由は，対象とした細胞の種類（間葉系幹細胞，骨前駆細胞，前骨芽細胞，骨芽細胞）が一定でないことによる．細胞増殖はその後に起こる細胞分化と密接に結びついており，細胞増殖から細胞分化へのスイッチ機構が明らかにされる必要がある．

細胞分化は表面形状に大きく影響される．間葉系幹細胞から骨細胞までの分化は，図 31-4 に示すような転写因子の働きにより行われ，この過程に応じて分化マーカーを発現する．滑面上に比べて粗面上でより多くのコラーゲンの新生と石灰化を示すとの報告がある一方で，粗すぎる粗面は骨芽細胞分化マーカーの発現が抑制されるとの報告もある．このように，骨芽細胞の分化はRa値のような粗さの指標より，表面の形状（テクスチャー）が大きく影響するとの報告が多くなった．すなわち，アンダーカットのある表面や凹凸はあるものの，全体として大きなうねりのあるような表面では，骨芽細胞への分化が遅れてしまうことが明らかとなっており，細胞のネットワーク化を妨げない表面が分化を促進すると考えられる．また，骨芽細胞から骨細胞への分化過程は破骨細胞も関与しており，単一細胞による培養試験のみでは表面形状の影響を完全に解明することは難しい．

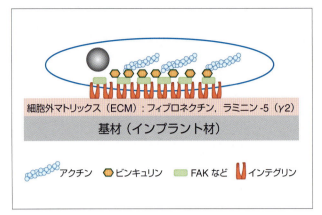

図 31-1　基材（インプラント材）への細胞接着時のシグナル伝達

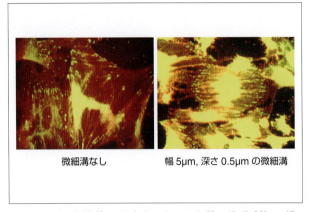

図 31-2　細胞接着に関連するタンパク質の発現（黄 or 緑：ビンキュリン，赤：アクチン）
細胞は微細溝上で一方向に配列する（松坂賢一先生のご厚意による）

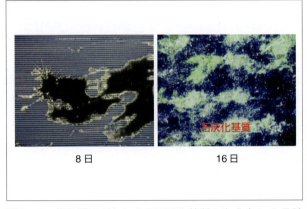

図 31-3　微細溝の付与による石灰化基質の生成（ラット骨髄細胞，幅 1.0μm，深さ 1.5μm）
（松坂賢一先生のご厚意による）

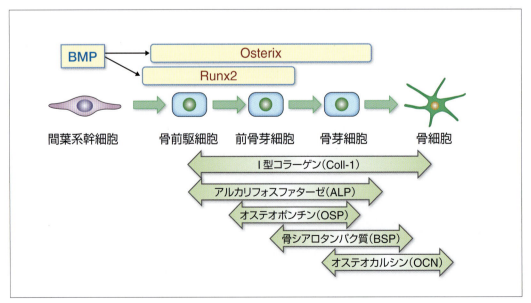

図 31-4　骨芽細胞分化
骨芽細胞の分化には転写因子（上段）が必須の働きをする．また，分化段階に応じて分化マーカー（下段）の発現が異なる

Q32 表面性状とは何ですか？

A 表面性状（表面の物理化学的性質）には表面組成，表面エネルギー（濡れ性，疎水・親水性），表面荷電が含まれ，タンパク質の吸着や細胞動態に影響する（図28-1）．表面性状を変えることにより，細胞接着性タンパク質や骨形成タンパク質を吸着しやすくし，オッセオインテグレーションを促進することが可能になる．

　インプラント埋入後は，まずインプラント材表面にタンパク質が吸着し，それを介して細胞が接着する．その後，細胞増殖，分化の過程を経てオッセオインテグレーションが達成される（図27-2）．表面の物理化学的性質（表面性状）は，材料へのタンパク質吸着と，その後の細胞動態に影響を与える．材料表面は特有の表面エネルギーと表面荷電をもっているが，材料のみならずタンパク質を構成しているアミノ酸も，これらの性質をもっている．

　このように，インプラントのオッセオインテグレーションに関係するタンパク質（細胞接着性タンパク質や骨形成タンパク質など）の性質がわかれば，表面性状を変えることにより，これらのタンパク質が吸着しやすい表面をつくり出すことが可能となる．このことを表面改質という．

COLUMN 15

水の濡れ性と表面形状の関係

　水の濡れ性は表面形状にも影響される．この身近な例は，蓮の葉の上に水滴を垂らしたときである．蓮の葉の疎水性表面は，複雑な表面形状により，ますます水の濡れが悪くなって撥水性（超疎水性）となり，水滴は蓮の葉を転げ落ちる．一方，親水性表面ではますます水の濡れが良くなり，超親水性表面をつくり出す．

　15-1 にチタンの濡れ性（水の接触角）に及ぼす表面形状の影響を示す．図中には，鏡面とSLA表面のSEM写真と，水を滴下したときの断面写真も示す．鏡面上では水の接触角が68°はあるが，表面を粗くすると接触角は小さくなり，親水性が大きくなる．さらに，SLA表面では水の接触角が0°と超親水性を示す．これは，酸エッチングによる表面の清浄化も一つの要因であるが，SLA処理により表面積が無限大に近いフラクタル表面（15-1 右上）様になったことも大きな要因である．

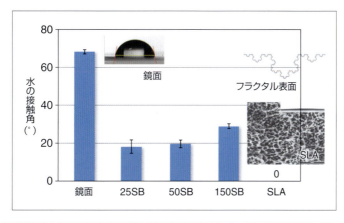

15-1 水の接触角に及ぼす表面形状の影響
　25SB，50SB，150SB：粒径が25，50，150μmアルミナでブラストした表面
　SLA：150SBに酸エッチングを施した表面

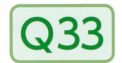

表面エネルギーとは何ですか？

固体の内部と異なり，表面に生ずる特有なエネルギーである．表面エネルギーが大きい表面に水を垂らすと，水には表面に引き込まれるような力が働き，水の濡れ性が大きくなる．このような表面を親水性表面といい，水の接触角は小さくなる．

　表面エネルギーは，物質の表面積を小さくする方向に作用するエネルギーであり，液体で「表面エネルギーが大きい」は「表面張力が大きい」と同じ意味である．水は，表面張力が他の液体に比べて抜きん出て大きいため，表面積を小さくしようとして球状の水滴になりやすい．水の表面張力が大きいのは，水素結合が高密度に存在できるからである．

　固体表面にも表面エネルギーが生ずる．図33-1に示すように，固体内部の原子や分子は互いに三次元方向から引力を受け，バランスがとれている．一方，表面の原子や分子は表面の外側からの引力が断ち切られているため高いエネルギー状態にあり，結果として表面エネルギーが生ずる．固体の表面エネルギーが水分子のそれより大きいとき（図33-1でDww < Dws），液体の濡れ性は大きくなって接触角θは小さくなり，親水性表面となる．通常，極性（後述の極性力成分）の高いまたは電荷を有する化合物は表面エネルギーが大きくなり，親水性を示す．汚染により固体の表面エネルギーが小さくなると，濡れ性が悪い疎水性表面となる（通常は，接触角が90°以上を疎水性表面，90°未満を親水性表面という）．固体表面をクリーニングすると水がよく濡れるようになるのは，クリーニングにより表面の汚染物質が除去されて表面エネルギーが水のそれより大きくなり，水分子が内側へ向かって引き込まれる力が生じるためである．

　固体の表面自由エネルギーは，極性力成分（γ^p：水素結合，双極子力が関与）と分散力成分（γ^d：分散力が関与）の2つの成分の和であることがわかっている．この2つの成分は，γ^dとγ^pのわかっている2種類以上の液体（たとえば蒸留水とヨウ化メチレン）の接触角を測定することにより，固体表面のγ^dとγ^pが計算により求められる．

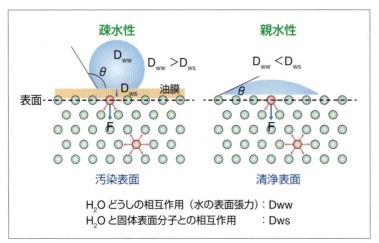

図33-1 疎水性表面と親水性表面（表面自由エネルギーが関与）

Q34 表面荷電とは何ですか？

A 固体表面が帯びる電荷をいい，＋（正）と－（負）表面間では静電引力が働き，互いに引き合う．

　表面の荷電状態は静電引力によって生ずる結合に直接影響する．表面の荷電状態は図34-1に示すように，ゼータ電位（界面動電位）で評価され，表面の荷電がゼロとなる溶液のpHを等電点と呼ぶ．

　生体内で起こる生体反応は中性付近で起こることが多いので，pH≒7でゼータ電位が正負のどちらになるかをみればよい．たとえば，TiO_2やアルブミン，BMP-2などは等電点が7未満であり，pHが7付近の中性環境中では－（負）に荷電している．一方，アルミナ（Al_2O_3）やb-FGF（塩基性FGF）は等電点が7より大きく，中性環境中では＋（正）に荷電している．

　チタン表面の例でもう少し具体的にみてみる．金属表面は，特に水環境にあるとき，酸化物層の上の最表層には水酸基が存在する（図34-2）．チタン表面も最表層に水酸基が存在し，この水酸基には酸性水酸基（Bridge OH，－に荷電）と塩基性水酸基（Terminal OH，＋に荷電）の2種類がある．このように，酸化チタンは酸とも塩基とも反応できる両性物質である．

　図34-1でTiO_2の等電点は5.0程度であることを示したが，これは最表層の酸性水酸基と塩基性水酸基の総和が正味荷電をして現れた結果であり，中性環境では－に荷電していることになる．このことは，何らかの表面改質を行い，塩基性水酸基の相対量を増やしてやれば，酸化チタン表面は中性環境で＋に荷電するようになることを意味する．

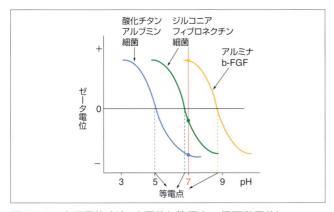

図34-1　表面電位（ゼータ電位と等電点，界面動電位）
　酸化チタンやアルブミンの等電点は酸性のpH4.7〜5.5であり，中性付近では負に荷電している．ジルコニアの等電点はpH4.5〜6.3と幅広い．フィブロネクチンの等電点はpH6.1〜7.3であり，中性に近い．一方，アルミナやb-FGFは塩基性のpH8.0〜9.5であり，中性付近では正に荷電している．細菌は負に荷電しているが菌種によってその大きさは異なる．P.g.菌も例外ではなく，ゼータ電位は－10〜－30mVであり，中性付近では負に荷電している

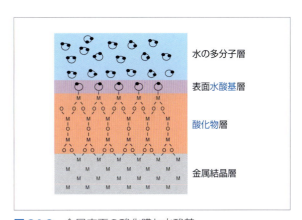

図34-2　金属表面の酸化膜と水酸基

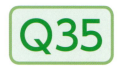

どのようなメカニズムでチタン表面にタンパク質が吸着しているのですか？

チタン酸化物（Ca^{2+}などの2価の陽イオン）を介して吸着する機構と，官能基（水酸基やアミノ基）への吸着機構が考えられる．

1）チタン酸化物への吸着

チタン表面の酸化物は特別な処理を施されないかぎり，表面は負（－）に荷電している．同様に負（－）に荷電しているタンパク質は2価の陽イオン（Ca^{2+}, Mg^{2+}など）を介して吸着する機構が考えられる（図35-1a）．

2）チタン表面水酸基，アミノ基への吸着

チタン表面の最表層には水酸基が存在し，塩基性水酸基（Terminal OH，＋に荷電）と酸性水酸基（Bridge OH，－に荷電）があることが知られている[1]（図35-2）．これらの水酸基のうち，－に荷電しているタンパク質は，＋に荷電している塩基性水酸基（OH^+）と吸着し，Ca^{2+}を介さずとも直接結合できる（図35-1b）．さらに，＋に荷電しているタンパク質は，－に荷電している酸性水酸基と吸着できる（図35-1c）．このように，チタンには正負の電荷をもつ多くのタンパク質が吸着でき，このことがチタンのオッセオインテグレーションのしやすさと関連していると考えられる．

吸着したタンパク質が細胞接着性タンパク質（フィブロネクチンなど，－に荷電）の場合，これらのタンパク質は，その表面に接着性ペプチド Arg-Gly-Asp（RGD）をもっていることから，各種細胞のインテグリンと結合してチタンと細胞を結合させるのである（特異的吸着）．

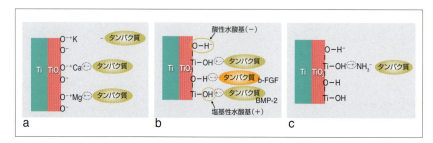

図 35-1 チタンへのタンパク質吸着のメカニズム（pH＝7付近）
a：酸化物との反応，b：水酸基との反応，c：アミノ基を介した反応

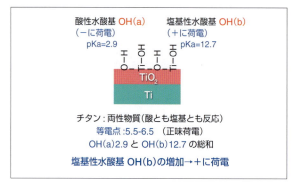

図 35-2 チタン表面に存在する水酸基
プラスに荷電した水酸基とマイナスに荷電した水酸基がある

COLUMN 16

分子間力，結合力

　10ページ COLUMN 1 の 1-3 にイオンや原子あるいは分子の結合の種類と結合エネルギー（結合の強さの目安）を示したが，タンパク質の吸着に関与するのは主に結合力の小さい分子間力である．分子間力は，大小の差こそあれ分子内の電荷の偏り（分子の極性）が原因で生ずる結合であり，水素結合，ファンデルワールス力に分けられる（**16-1**，ファンデルワールス力のみを分子間力とする場合もある）．

　以上のように，タンパク質の吸着には分子間力が関与しているが，これを決めているのは，表面（自由）エネルギー（濡れ性，疎水・親水性）と表面荷電である．

　水素結合は，分子の中のいくらか正の電荷を帯びた水素原子が，極性の大きな（電気陰性度が大きな）原子（F, O, N）と静電引力で引き合い，水素原子を介して生ずる結合である．

　水素結合は共有結合ほど結合する力が強くないため，DNA を複製するため二重らせん構造を解くのに，ちょうど良い結合力である（**16-1** に DNA と水分子の例を示す）．タンパク質はアミノ酸がペプチド結合（-CO-NH-）でつながったものであるが，このときペプチド結合の NH と CO の部分が水素結合（-C=O‥HN-）して α ヘリックスや β 構造を構成するのに関与している．

　ファンデルワールス力は無極性（電荷をもたない）の原子，分子間などで主となって働く凝集力の総称をいい，この力による吸着は物理吸着といわれる．無極性分子でも分子中の電子において，ある一瞬間の位置を考えると，電荷のかたよりによって分子間力が働くことになる．ファンデルワールス力には双極子力，分散力がある．

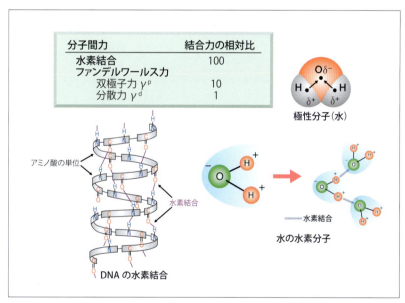

16-1 分子間力と極性分子による水素結合

Q36 タンパク質にも表面エネルギーや荷電状態の指標はあるのですか？

A 表面エネルギー（親水性・疎水性）と表面荷電は，材料のみでなく，タンパク質を構成しているアミノ酸にもあり，特定のタンパク質がもつ表面エネルギーと荷電状態がわかっていれば，材料の表面改質によりタンパク質を材料表面に吸着させることができる．

表36-1はアミノ酸の親水性・疎水性の指標となる疎水性インデックス（＋が疎水性）と等電点，および，それらから予想される性質（親水性か疎水性か，荷電状態が＋か－か）を示している．図36-1には等電点をX軸に，疎水性インデックスをY軸としたX-Y座標を表した．この座標にアミノ酸を配置すれば，直感的にアミノ酸の性質がわかる．たとえば，アスパラギン酸（Asp, D）は（2.77, -3.5）と表示されているが，これは等電点が2.77と中性環境（pH7）では負の荷電をもち，疎水性インデックスが-3.5と親水性を有していることを意味している．これらの性質はアミノ酸がもっている官能基（有機化合物の性質を決める特定の原子の集まり）により決定される．縦軸のメチル基($-CH_3$)は疎水性を，水酸基(-OH)は親水性を示し，横軸のカルボキシル基(-COOH)は－（酸性）を，アミノ基($-NH_2$)は＋（塩基性）を示すことから，各々の性質が理解できる．

このように，インプラントの生体反応に関与するタンパク質の性質がわかれば，このタンパク質が吸着しやすいような材料表面に改質できる．

表36-1 アミノ酸の疎水性インデックスと等電点，およびそれらから予想される性質

アミノ酸			疎水性インデックス	等電点	予想される性質 親水 or 疎水，＋ or －
Arg	R	アルギニン	-4.5	10.76	親水・＋
Lys	K	リシン	-3.9	9.74	親水・＋
Asp	D	アスパラギン酸	-3.5	2.77	親水・－
Asn	N	アスパラギン	-3.5	5.41	親水・＋
Glu	E	グルタミン酸	-3.5	3.22	親水・－
Gln	Q	グルタミン	-3.5	5.65	親水・－
His	H	ヒスチジン	-3.2	7.59	親水・＋
Pro	P	プロリン	-1.6	6.30	親水・±
Tyr	Y	チロシン	-1.3	5.66	親水・－
Trp	W	トリプトファン	-0.9	5.89	±・－
Ser	S	セリン	-0.8	5.68	±・－
Thr	T	トレオニン	-0.7	6.16	±・±
Gly	G	グリシン	-0.4	5.97	±・－
Ala	A	アラニン	1.8	6.00	疎水・±
Met	M	メチオニン	1.9	5.74	疎水・－
Cys	C	システイン	2.5	5.07	疎水・－
Phe	F	フェニルアラニン	2.8	5.48	疎水・－
Leu	L	ロイシン	3.8	5.98	疎水・－
Val	V	バリン	4.2	5.96	疎水・－
Ile	I	イソロイシン	4.5	6.02	疎水・±

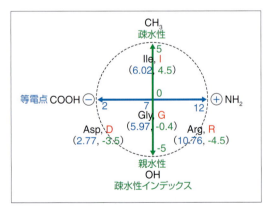

図36-1 アミノ酸の表面荷電（等電点，X軸）と疎水性インデックス（Y軸），および官能基：メチル基($-CH_3$)，水酸基(-OH)，カルボキシル基(-COOH)，アミノ基($-NH_2$)

Chapter 6-1 表面と生体反応
1）骨接触部：オッセオインテグレーション

Q37 オッセオインテグレーションとは何ですか？

A "生活を営む骨組織とインプラント表面との間の構造的かつ機能的結合"，すなわち"生活を営む骨組織とインプラント体表面が軟組織を介在せずに接触し，インプラント体に加わった力が骨に直接伝達される状態"をいう．

　Per-Ingvar Brånemarkは，1965年よりインプラントシステムの臨床応用を開始し，1977年に臨床応用10年経過報告の論文を出版した（図37-1）．そのなかで，チタン製インプラントは生活を営む骨組織と直接密着し，インプラント体に加わった力が骨に伝達できることを示し，この状態をオッセオインテグレーション（osseointegration）と呼称した（図37-2）．

　Brånemarkらの成果をうけて[1]，NIHは1988年にコンセンサス会議を開催し，「線維性組織を介していない骨接触界面をもつ歯根型インプラントシステムは，長期の成功率を向上させる」との見解をまとめた．この見解は事実上オッセオインテグレーションの概念がインプラントの成功に導くことを認めたものであった（図37-3）．これ以後，チタン製のオッセオインテグレーテッドインプラントが加速度的に普及し，著名なインプラント学者が参加したトロント会議（1998年）において「口腔インプラント成功の基準」が策定され，現在も成功基準のコンセンサスになっている[3]（表37-1）．

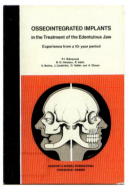

図 37-1　OSSEOINTEGRATED IMPLANTS（1977年）Brånemarkインプラントシステムの臨床応用10年の経過報告

表37-1　口腔インプラント成功の基準（トロント会議，1998年）[3]

❶ インプラントは機能的，審美的に上部構造を支持し，これは患者と歯科医師の両者が満足するものである
❷ インプラントに起因する痛み，不快感，感覚の変化，あるいは感染がない
❸ 臨床的に検査するとき，個々の連結されていないインプラントに動揺がない
❹ 機能開始1年以降の垂直的骨吸収は，1年間で平均0.2mm以下である

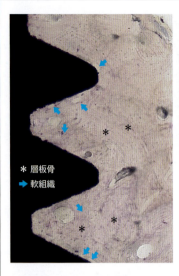
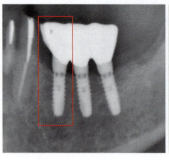
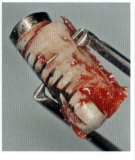
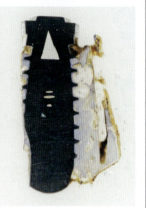

* 層板骨
➡ 軟組織

骨吸収を伴うインプラント周囲炎ではなく，神経症状の訴えによりやむなく撤去した症例．良好なオッセオインテグレーションが認められる（室木俊美先生のご厚意による）

（松坂賢一 先生のご厚意による）

図 37-2　オッセオインテグレーションが認められる組織像の例

- 生活を営む骨組織とインプラント体が直接密着している（光学顕微鏡レベルで隙間がない）
- 線維性被包でない
- インプラント体に加わった力が骨に直接伝達される状態である
- 荷重下において機能を維持する

図 37-3　オッセオインテグレーションの定義と光学顕微鏡レベルで隙間がないことを示した論文（Hansson ほか，1983[2]）

Q38 どの程度の辺縁骨吸収であるなら，成功といえるのでしょうか？

A インプラント治療の成功の基準（1998年トロント会議）に示されているように，機能開始1年以降の経時的な垂直的骨吸収は，1年間で平均0.2mm以下であることが成功の基準といえる．

インプラント埋入初期に起こる一定量の周囲骨吸収（皿状骨欠損）は，生物学的幅径（上皮付着 - 歯肉溝 - 結合組織幅）の維持機構によるものであるともいわれる（図38-1）．また，応力集中部位である頸部皮質骨の過重負担を軽減させるための力学的適応である可能性もある．さらに，インプラントには歯根膜がなく，炎症・免疫応答が遅く防御が弱いことも一因とされている．

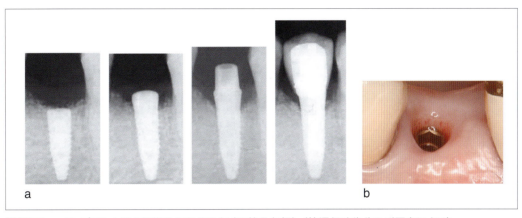

図38-1 インプラント埋入初期の周囲骨吸収（皿状骨欠損）（竹澤保政先生のご厚意による）
a：アバットメントを入れてから周囲骨が若干吸収している
b：アバットメントを外した直後の内縁上皮．粘膜上皮はインプラント体のフレンジトップと接触しているのがわかる．さらに，内縁上皮にはわずかな点状の出血点が見られるものの，著明な炎症所見は認められない．その後の5年間は，問題なく維持安定している

COLUMN 17

骨接触率

骨接触率（Bone Implant Contact Ratio, BIC）[1]とは，光学顕微鏡観察で関心領域における骨の接触率のことで，BIC（%）＝（骨と接している長さ/スレッドの全長）×100で定義される（17-1）．

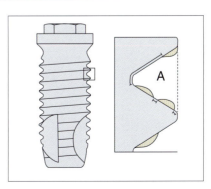

17-1 骨接触率：BIC
光学顕微鏡観察で関心領域（A）における骨の接触率

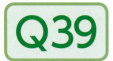 **オッセオインテグレーションが進むと，骨接触は100%になりますか？**

 生活を営む骨組織である以上，骨の吸収・添加（リモデリング）が常に行われているので，骨接触率（骨/インプラント接触率：BIC）が100%にはなりえない．BIC100%は，接触している骨基質のリモデリングが行われない，病的な状態と考えられる．

　オッセオインテグレーションは，埋入による骨への外傷が引きがねとなり一時的な骨吸収の後，初期の骨形成が起こり，最終的に骨のモデリング現象により達成される．また，インプラント表面には，石灰化層のほかに，血管や神経などさまざまな組織が接触していることが考えられる．したがって，オッセオインテグレーションの状態ではBICが100%になることはない．

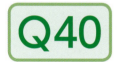 **オッセオインテグレーションした骨組織とインプラント体表面との間は，どうなっているのですか？**

 チタンと骨とが有機物質を介した間接的な結合（骨接触）であり，骨組織とインプラント体の界面にはタンパク多糖複合体のような非線維性の有機質成分が介在している．

　オッセオインテグレーションとは，「形態的には骨とインプラント間に光学顕微鏡レベル（数μm以下）で隙間がなく[1]，しかも線維性被包でないこと」と理解されている．図40-1aはラット頸骨にチタンインプラント埋入後28日後の光学顕微鏡写真であり，ここからは新生骨がチタンに直接結合しているように見える（矢印）．しかし，電子顕微鏡により強拡大すると，図40-1bのように，インプラントと新生骨の境界には常に20～50nmの無定形構造物（AZ）層が存在することがわかる[2,3]．
　この層には何があるのかを検討するために，エポキシレジンにチタン薄膜をコーティングして同様にラット頸骨に埋入し，免疫電顕法により非コラーゲン性の骨性タンパク質であるオステオポンチン（osteopontin, Opn）とオステオカルシン（osteocalcin, Ocl）の局在を調べた[4]（図40-2）．結果，界面にはこれらの骨性タンパク質の局在がみられ，埋入28日後はより強く発現していた．すなわち，界面にはリン酸カルシウムともコラーゲンとも異なる有機質成分が存在することが確かめられた．実際のインプラントと骨組織との界面には，これらのタンパク質を含んだプロテオグリカンなどのタンパク多糖複合体が

存在していると考えられる．

このように，チタンがタンパク質を介して骨に結合することから，狭義にはチタンは骨に結合していないことになる．他方，この有機成分が骨成分のOpnやOclを含んでいることから，広義にはチタンは骨と結合しているといえる．

以上をまとめると，チタンのオッセオインテグレーションとは，線維性物質が存在していないことから線維性被包でも，骨と直接結合するようなアンキローシスでもなく，「チタンと骨とが有機物質を介した間接的な結合，骨接触」であるといえる．また，「異物排除を受けない骨性被包」と呼ぶのがふさわしいであろう（図40-3）．被包化とは異物を取り囲みその部分だけは外界と同じ環境にしようとする現象である．このように，インプラントは非自己であるが直接的な異物排除機構が生じない慢性炎症の状態とも解釈できる．これには骨の免疫反応が関わっているかもしれない．

タンパク質を介した結合は強くないので，この構造物は外力を緩和する緩衝物として界面に存在していると考えられる．このことが，荷重下において正常に機能しているゆえんではないかと想像される．しかし直接的な骨接触率がゼロという事実は，過重負担や細菌感染などの悪条件が重なると上皮侵入を許し線維性被包に陥り，最終的に骨吸収や機能喪失の危険性を孕んでいるともいえる．

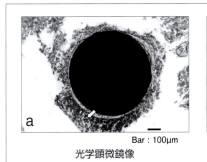
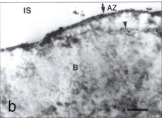
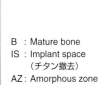

図40-1 チタンをラット脛骨埋入した28日後の光学顕微鏡写真（a）と透過型電子顕微鏡写真（b）
a：新生骨がチタンに直接結合しているように見える（矢印）
b：強拡大では，界面に透過性の無定形構造物（AZ）が確認される

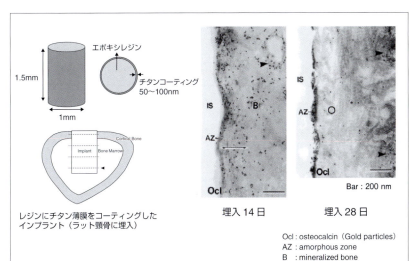
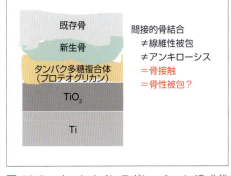

図40-2 Amorphous zone（AZ）の層に局在している骨性タンパク質

図40-3 オッセオインテグレーション達成後のチタンインプラント/骨界面

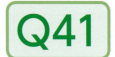

チタンがほかの金属よりオッセオインテグレーションしやすいといわれていますが，それはなぜですか？

チタンは，他の金属よりリン酸カルシウム（CaP）が析出しやすいこと，接着性タンパク質や骨関連タンパク質が吸着しやすいこと，が理由と考えられる．

図41-1にサファイア（アルミナ）インプラントの除去例を示す．このインプラントの除去は容易で，骨と結合しているようにはみえなく，いわゆる線維性被包であった．

チタンはほかの金属材料と比較しオッセオインテグレーションを獲得しやすい（具体的には骨形成が速く，骨接触率が高い）といわれている．その理由として，① チタン表面には安定な酸化膜（不動態）が存在している，② CaPが析出しやすい，③ 接着性タンパク質・骨関連タンパク質が吸着しやすい，などが挙げられている（図41-2）．

1）安定な酸化膜

安定な酸化膜（不動態）の存在が直接的な理由である可能性は低い．チタンと同様に安定な酸化物を形成するコバルトクロム合金（Cr_2O_3の形成）や，インプラント自体が酸化物であるアルミナ（Al_2O_3，サファイア）は，チタンより骨形成能に劣るとする多くの報告がある（図41-3）．

2）CaP析出促進

表41-1はチタンを電解質溶液に浸漬し，その上に検出されたカルシウムとリンの濃度を調べた *in vitro* 実験の結果である[1]．金上ではカルシウム，リンが全く検出されないのに対し，チタン上にはこれらの元素が検出された．しかも，チタン上には厚い層を形成しており，Ca/P比もハイドロキシアパタイトのそれに近い組成を示している．したがって，チタンは他の金属よりCaPが析出しやすく，このことが，チタンはオッセオインテグレーションを獲得しやすい根拠の一つになっている．しかし，チタンインプラントを骨髄中に埋入した *in vivo* 実験（図41-4）では，チタン上へのCaPの析出は確認されず，窒素が検出されている[2]．

3）接着性タンパク質および骨関連タンパク質の吸着

図40-2に示したようにチタンと骨組織の界面には非コラーゲン性の骨性タンパク質の存在が確認されたこと，および図41-4に示すように骨髄中に埋入したチタン表面に窒素の存在が確認されたことから，チタンの生体反応にはタンパク質の吸着が深く関わっているものと考えられる．

図41-5は接着性タンパク質（フィブロネクチン）と骨関連タンパク質（ケモカインCXCL12，SDF-1，間質細胞由来因子-1）をチタンおよび金に接触させた10分後の吸着量

Chapter 6-1
表面と生体反応
1）骨接触部：オッセオインテグレーション

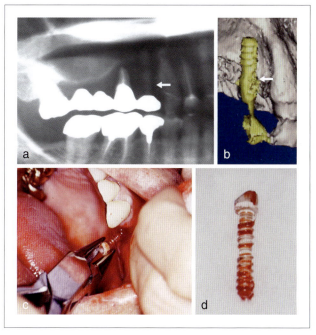

図 41-1 サファイアインプラントの除去例（加藤英治先生のご厚意による）

2011年10月来院．主訴：動揺，排膿，咬合不良．インプラント除去．他院にて20年ほど前に埋入

a：X線写真（矢印），b：CT-3次元画像（線維性被包：矢印），c：インプラント除去中，d：除去されたサファイアインプラント

サファイアインプラント

アルミナ（酸化アルミニウム，Al_2O_3）の鉱物名をコランダム（Corundum）といい，純粋な結晶は無色透明で鋼玉（こうぎょく）と呼ばれる．サファイア（Sapphire）は，アルミナにチタンを微量（1％以下）を含む宝石で，鮮やかな青色となり9月の誕生石として知られる．一方，コランダムにクロムを1％程度含むと濃い赤色の7月の誕生石のルビー（Ruby）になる．このように，サファイア，ルビーは，主成分のアルミナに微量の不純物イオンが結晶に組みこまれて色がついたものであり，すべてアルミナに属する．

サファイアインプラントは，1975年に京セラが開発したアルミナ製のインプラントで，「バイオセラム」と呼ばれた．

---

❶ 安定な酸化膜（不動態）の存在
❷ リン酸カルシウムの析出
❸ 接着性タンパク質・骨関連タンパク質の吸着

図 41-2 チタンが他の金属よりオッセオインテグレーションしやすい理由
オッセオインテグレーションしやすい＝骨形成が速い，骨接触率が高い

表 41-1 チタンのオッセオインテグレーション②

	カルシウム	試料	厚さ
	相対濃度（at％）		nm
チタン（Ti）	5.7	3.5	7.9
金（Au）	0.0	0.0	-

リン酸カルシウムの析出促進（in vitro）．
チタンをハンクス溶液に浸漬（pH＝7.4，30日間）

- チタン酸化膜（不動態）TiO_2：薄膜（4nm）
- アルミナ（サファイア）Al_2O_3：すべてが酸化物

オッセオインテグレーション：チタン＞アルミナ
∴ 酸化膜の可能性は低い

図 41-3 チタンのオッセオインテグレーション①
安定な酸化膜の存在

を，水晶振動子マイクロバランス（Quartz Crystal Microbalance，QCM，120ページ，COLUMN 26）法により測定した結果である．**図 41-5**の非特異的吸着とは，特異的に結合する以外の吸着，すなわち規則に従わない吸着現象をいい，タンパク質の立体構造（コンフォーメーション）を乱すと考えられている．一方，特異的吸着は，非特異的吸着を起こすところにあらかじめ適当なタンパク質を吸着させて，それ以上吸着が起こらないようにブロッキングすることであり，タンパク質のコンフォーメーションの乱れを低減しており，生体内で起こる現象に近い．

フィブロネクチン，CXCL12とも，チタンより金への吸着量が少なかった．また，特異的吸着は全体的に非特異的吸着より減少したが，特に金への吸着はほとんど認められなかった．このことから，生体内において，チタンには相当量のタンパク質が吸着するのに対して，金にはほとんど吸着しないことがわかる．

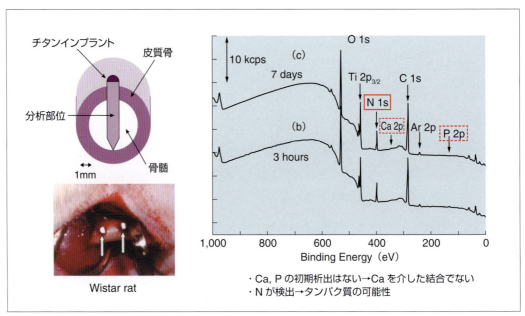

図 **41-4** チタンのオッセオインテグレーション③（Watanabe ほか，2009[2] をもとに作成）
タンパク質の吸着，窒素（N）の検出（*in vivo*）．チタンをラット大腿骨に埋入

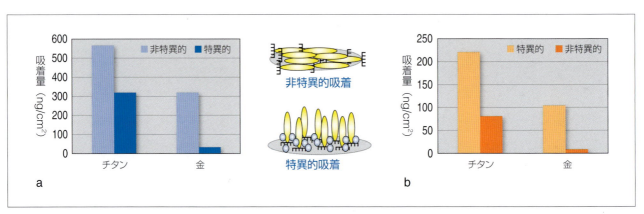

図 **41-5** チタンと金への接着性タンパク質（フィブロネクチン）の吸着量（a）と骨関連ケモカイン CXCL12（SDF-1，間質細胞由来因子 -1）の吸着量（b）（a,b ともに 10 分後）

Q42 チタンが金よりオッセオインテグレーションしやすいといわれていますが、それはなぜですか？

A チタンは金より、表面に酸化物と水酸基が形成し、タンパク質が吸着しやすいことが理由と考えられる．

表42-1にX線光電子分光（XPS）分析（121ページ，COLUMN27）によるチタンと金の表面組成を示す．チタン表面では酸素量がチタン量より多いが，金表面には酸素がほとんどないことがわかる．さらに，チタン上で酸素がどのような状態で存在しているかを分析すると，図42-1が得られる．大気中に保存しておいたTiAirのスペクトルをみると，チタン酸化物（TiO_2）以外に2つの水酸基（OH）が存在しており，水中に保存しておいたTiDWおよびプラズマ処理後に水中保存したTiArDWにおいては，これらの水酸基が増えているのがわかる．

このようにチタンには正（＋），負（−）に荷電している2つの水酸基を形成しやすく，これにより多くのタンパク質を吸着しやすいことが，チタンのオッセオインテグレーションしやすい理由であると考えられる（図35-1，2）．

表42-1 チタンと金の表面組成．表面から数nmの分析

	Ti	O	C
チタン（Ti）	17.7	52.6	29.7

	Au	O	C
金（Au）	90.2	0.5	9.3

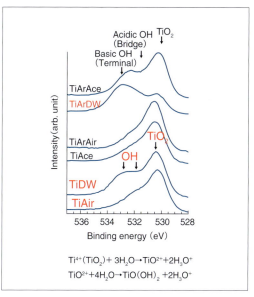

$Ti^{4+}(TiO_2) + 3H_2O \rightarrow TiO^{2+} + 2H_3O^+$
$TiO^{2+} + 4H_2O \rightarrow TiO(OH)_2 + 2H_3O^+$

図42-1 チタン表面の酸素（O1s）のXPSスペクトル．チタン表面には酸化物＋水酸基が存在

Q43 オッセオインテグレーションは，どのような過程を経て達成するのでしょうか？

A 主に創傷の治癒に生ずる各種のプロセスで，オッセオインテグレーションが達成されると考えられる．

　オッセオインテグレーションが達成された後の界面については前に述べたが，いまだオッセオインテグレーション獲得のメカニズム，そしてそれを決めるインプラント材の表面因子は何かが解明されていない．すなわち，創傷治癒から始まる血液を介した初発のイベントから，オッセオインテグレーションを決定する因子とそれに関わる材料表面の影響が解明されていない．

　チタンインプラントが生体に埋入されてからは，以下の経過を経て骨形成が達成されると考えられるが，ここでは，特に骨芽細胞への分化の過程を中心に，現時点で明らかになっている知見を述べる（図 43-1）．

1）炎症反応期（〜24 時間）

　ドリリングにより出血が起こり血餅が形成された後，炎症反応が起こる．血液成分の白血球は炎症性サイトカイン（IL-1, TNF-α など）の作用によりマクロファージに分化する．また，血小板からは，細胞接着性細胞外マトリックス（接着性タンパク質フィブロネクチン FN，ビトロネクチン VN など），血管新生や骨形成に関与するサイトカイン（血小板由来増殖因子 PDGF，血管内皮細胞増殖因子 VEGF，塩基性線維芽細胞増殖因子 FGF-2，トランスフォーミング増殖因子 TGF-β，骨形成タンパク質 BMP-2 など）を放出する．

　一方で，骨髄中の間葉系幹細胞（特に骨髄間質細胞）から産生されたケモカイン CXCL12（SDF-1）や CCL2（MCP1）などがチタンインプラントへ吸着し，同時に間葉系幹細胞をインプラント側へ遊走する（図 43-1 緑ライン）．

2）骨芽細胞誘導期（1〜6 日）

　未分化間葉系幹細胞の骨芽細胞への分化誘導が起こる．血小板から放出された骨誘導因子（TGF-β，BMP-2 など）は，骨芽細胞の分化に必須な転写因子 Runx2 や Osterix の発現を誘導し，間葉系幹細胞から骨細胞への分化を促す．

　また，骨膜，特に骨内膜中に存在する骨内膜細胞が骨芽細胞へ分化する．

3）骨形成期（1〜4 週間）

　骨芽細胞の分化誘導が起こり，各種分化マーカーを発現しながら，骨形成が行われる．同時に，マクロファージから分化した破骨細胞が骨吸収を起こして骨基質内の骨誘導因子を放出し（図 43-1 青ライン），これらの骨誘導因子が骨芽細胞への分化を促進する．

　以上より，チタンインプラントへ前述したような接着性タンパク質（フィブロネクチン

など）や骨関連タンパク質（ケモカイン CXCL12 など）が吸着すれば，チタンインプラント上に多くの間葉系幹細胞・骨芽細胞が集積し，骨形成に有利になると考えられる．これらのタンパク質の吸着にはチタン表面の水酸基が関与している可能性が大きい．

このうち，ケモカイン CXCL12（SDF-1，間質細胞由来因子-1）とその受容体 CXCR4 は，インプラント埋入初期に発現することが報告されていることから，その動向が注目されている．この CXCL12 は間葉系幹細胞の遊走に関与するだけでなく，幹細胞の維持と補充に寄与し，傷部から好中球を撤去して炎症を収束させる役割，および血管新生作用を促す役割があるといわれる[1〜4]．

以上のほかに，皮質骨直下の新生骨の形成には骨膜（特に骨内膜細胞）の関与が考えられる．

今後は，これらのタンパク質の吸着，そして骨形成に関与するインプラント表面因子，すなわち表面形状と表面性状(物理化学的性質)の制御法を確立しなければならない．オッセオインテグレーションのメカニズムの解明は始まったばかりである．

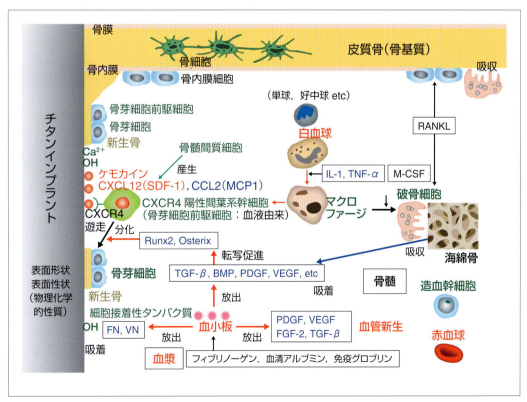

図 43-1　インプラント埋入初期の生体反応

Chapter 6-2 表面と生体反応
2）軟組織接触部：フィブロインテグレーション

Q44 インプラント周囲軟組織における生物学的封鎖は，なぜ重要なのですか？

A インプラント体は口腔粘膜を貫通しており，感染の危険性が常に存在している．インプラント周囲炎を防止するためにも，インプラントの長軸方向と垂直に配向する軟組織接着様式をもつ「生物学的封鎖」は重要である．

　インプラント周囲軟組織による生物学的封鎖は，インプラント治療の成功に重要な役割を果たしている．すなわち，インプラント体・アバットメントへの軟組織（上皮，上皮下結合組織）の接着は，上皮および細菌の侵入，ひいてはインプラント周囲炎を防止するために重要である．

　具体的には，上皮細胞・線維芽細胞の接着，伸展，遊走，分化を制御し，インプラントの長軸方向と垂直に配向する軟組織接着様式を有する「生物学的封鎖」の実現が求められている．そのための表面改質法には，「表面形状（粗さ）」と「表面性状」の制御がある（図44-1）．

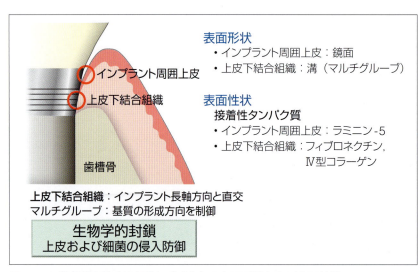

図44-1　軟組織と接する部位に求められる表面形状および表面性状
　　　　上皮および細菌の侵入を防御する生物学的封鎖

Q45 インプラントの周囲の生物学的封鎖性は，天然歯と比べてどうですか？

A インプラント周囲粘膜は，感染に対する抵抗力の小さな瘢痕組織であり，生物学的封鎖が弱い．

図45-1に，天然歯周囲組織とインプラント周囲組織の違いを示す[1〜3]．

① 上皮のかたちと接着能：接着性タンパク質の発現は一部のみであり，また接着性が弱く，防御機構は弱いと考えられる．

② 上皮ターンオーバー：インプラント周囲上皮に防御機構が弱くても，早いターンオーバーによって上皮細胞の細胞交代が起こっていれば，インプラント周囲上皮の健康は維

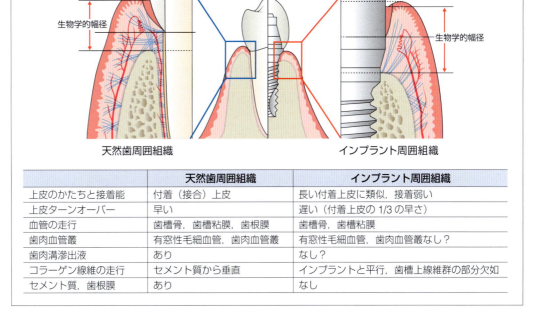

	天然歯周囲組織	インプラント周囲組織
上皮のかたちと接着能	付着（接合）上皮	長い付着上皮に類似，接着弱い
上皮ターンオーバー	早い	遅い（付着上皮の1/3の早さ）
血管の走行	歯槽骨，歯槽粘膜，歯根膜	歯槽骨，歯槽粘膜
歯肉血管叢	有窓性毛細血管，歯肉血管叢	有窓性毛細血管，歯肉血管叢なし？
歯肉溝滲出液	あり	なし？
コラーゲン線維の走行	セメント質から垂直	インプラントと平行，歯槽上線維群の部分欠如
セメント質，歯根膜	あり	なし

図45-1 天然歯周囲組織とインプラント周囲組織の違い（Ikedaほか，2002[1]，下野，2011[2]，熱田，2015[3]をもとに作成）

生物学的幅径

臨床では歯肉と歯槽骨の位置関係において，「生物学的幅径」（biologic width）という概念が存在している[4,5]．すなわち，歯肉において上皮性付着が下がっても結合組織付着はほとんど変化しないことが見出されてから，その後の臨床に大きな影響をもたらした．ただし，この生物学的幅径は，基礎医学では科学的にその存在が証明されていないので，口腔解剖学や口腔組織学の教科書にはみられない[6]．

天然歯周囲組織とインプラント周囲組織における生物学的幅径を図45-1に示しているが，インプラントの場合は，生物学的幅径が3〜4mmといわれる．インプラントには天然歯とは異なる生物学的幅径の維持機構があり，天然歯の歯周病に似た歯肉退縮と歯槽骨の吸収が生じる可能性がある．したがって，生物学的幅径の本質が結合組織性付着の維持であることを考えると，インプラントにおける結合組織性付着を形成できれば，インプラント周囲炎の予防やインプラントの安定性維持に貢献できると考えられる．

持されると考えられる．しかし，インプラント周囲上皮の増殖能は付着上皮の 1/3 程度であり，ターンオーバーは遅い．

③ 血管の走行：インプラントでは，歯肉および歯槽骨からの血液供給のみである．

④ 歯肉血管叢, 歯肉溝滲出液：インプラント周囲上皮には歯肉血管叢はみられず，したがって，歯肉溝滲出液による防御機構も期待できない．

⑤ コラーゲン線維の走行：インプラントでは，インプラント体と平行であり炎症に対する抵抗性が弱い．また，インプラント周囲上皮では歯槽上線維群も部分欠如しており，機械的障壁が低い．

⑥ セメント質，歯根膜：インプラントでは存在せず，炎症・免疫応答が遅い．また，緩圧機能，感覚機能（負担圧），神経機能，栄養補給，組織再生能（骨，セメント質）がない．

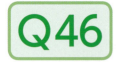
インプラントと上皮の界面は，どうなっていますか？

インプラント周囲上皮は連続した接着構造を有しておらず，感染に対する抵抗力が小さい．

1）ラミニン -5 の挙動

　天然歯の表面には上皮細胞接着因子が存在し，これを介して歯肉上皮細胞はヘミデスモソーム（半接着斑）を形成し天然歯のエナメル質に能動接着（接合上皮付着）している．ヘミデスモソーム形成には，細胞と細胞外マトリックスの結合に関与する細胞接着分子インテグリンと特異的に結合するラミニン -5（現名称：ラミニン -332）が重要な役割を演じている．以下，天然歯とチタンのラミニン -5 の発現を観察し，上皮による生物学的封鎖の違いを考える[1,2]．

　図 46-1 は歯肉上皮とインプラント周囲上皮のラミニン -5 免疫染色像である．歯肉上皮（図 46-1a）では付着上皮（JE）の内側基底板（→）の部位にラミニン -5 が強く発現しているが，結合組織（CT）と外側基底板（◀）の間には発現していない．一方，インプラント周囲上皮（図 46-1b）では内側基底板（→）と外側基底板（◀）の部位の両者に発現している．しかし，内側基底板の歯冠側には陽性反応はみられない．

　図 46-2, 3 に透過型電子顕微鏡によるラミニン -5 陽性反応の確認と，その図解を示す．歯と付着上皮との界面において（図 46-2），陽性反応は歯冠側から根尖側まで連続して存在し，2 層構造の接着構造物が観察される．ラミニン -5 は，上皮と結合組織の界面に存在する内側基底板（IBL）の特異的な分子であり，上皮細胞の接着（インテグリン β_4 と結合）や遊走（インテグリン α_3 と結合）に関与する．一方，インプラントと周囲上皮の界面において（図 46-3），ラミニン -5 の陽性反応をインプラント上部・中部・下部に分けて観察すると，下部では，天然歯に似た接着構造物にラミニン -5 が観察された．中部では，

インプラント周囲上皮とインプラント体との間にラミニン-5が沈着しているのみで接着構造物は認められなかった．そして上部ではその沈着も認められなかった．

以上より，インプラントと周囲上皮の界面では連続した接着構造を有しておらず，外来物質が細胞間隙を通り結合組織まで容易に侵入する危険性がある．このことから，インプラント周囲上皮は感染に対する抵抗力が小さく，上皮による封鎖が弱いと考えられる．

2）遺伝子発現

口腔粘膜上皮や付着上皮と比較し，インプラント周囲上皮に特異的に発現している遺伝子の網羅的解析をラットを用いて行った．また，遺伝子の発現差を確認するため定量的RT-PCRを行い，さらにタンパク質レベルでの発現と組織内での局在を確認するため免疫組織化学染色を行った[3,4]．その結果，インプラント周囲上皮には付着上皮と比較して，炎症や免疫などに関与する遺伝子，抗菌性ペプチドを分泌し細菌に対し抵抗性を示す遺伝子，上皮細胞の侵入に関与する遺伝子，などが特異的に発現することが明らかになった．

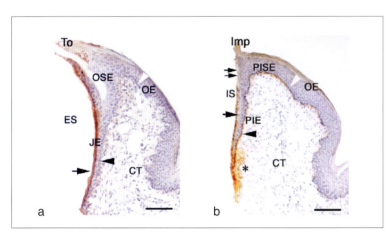

図 46-1　歯肉上皮（a）とインプラント周囲上皮（b）のラミニン-5免疫染色像（Atsutaほか，2005[1,2]）
ES：エナメル質，CT：結合組織，JE：接合上皮，OSE：歯肉溝上皮，OE：口腔上皮，IS：インプラント，PIE：インプラント周囲上皮，PISE：インプラント周囲溝上皮，スケールバー：100μm

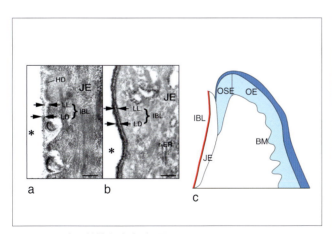

図 46-2　歯-付着上皮（JE）界面
透過電顕像：a；ラミニン-5抗体なし，b；あり，c；概念図
HD：ヘミデスモソーム，IBL：内側基底板，LL：透明帯，LD：基底膜緻密層，r-ER：小胞体，OE：口腔上皮，BM：基底膜，OSE：歯肉溝上皮，スケールバー：0.25μm

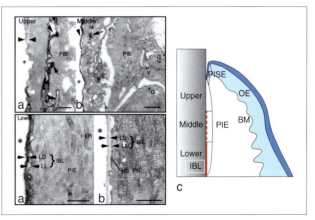

図 46-3　インプラント-周囲上皮（PIE）界面
透過電顕像：上段a,b；ラミニン-5抗体あり，下段a；ラミニン-5抗体あり，下段b；なし，c；スキーム
Upper：界面上部，Middle：界面中部，Lower：界面下部，IBL：内側基底板，LL：透明帯，LD：基底膜緻密層，r-ER：小胞体，OE：口腔上皮，BM：基底膜，PISE：インプラント周囲溝上皮，スケールバー：0.25μm

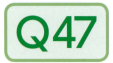

インプラントと上皮下結合組織の界面は、どうなっていますか？

インプラント体にはコラーゲン線維が埋入できないので、表面が平滑なインプラントにはインプラントを取り囲む環状様の線維が形成される。また、線維芽細胞が少なく修復能力が弱い。

　上皮下結合組織にはコラーゲン線維および線維芽細胞が主に存在する。歯肉結合組織には、一端がセメント質内に埋入されている歯肉線維などがあり、歯周組織を保護している。

　したがって、インプラントに生物学的封鎖を付与するためには、歯-歯肉線維と同じような配列をとるような結合組織（インプラント長軸方向と直交する結合組織）を形成させる必要がある。これを実現するためのマルチグルーブのような表面形状の付与、インプラント表面に細胞や線維が強固に接着するためのタンパク質を固着（固定）する方法については後述する。

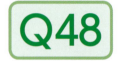

表面形状は、軟組織界面の封鎖性にどう影響しますか？

SLA（ブラスト＋酸エッチング処理）のような方向性をもたない粗面より滑面が優れる。また、溝（グルーブ）のような方向性をもつ表面形状が細胞の遊走、伸展（コンタクトガイダンス）に有利である。また、細胞が産生するコラーゲン線維の密度や走行方向を制御することが、生物学的封鎖に有利である。

　表面形状の異なる基板上で線維芽細胞の動態を検討した in vitro 実験では、粗面より滑面上で細胞増殖が亢進していることを報告している（図48-1）[1]。また、チタン表面上で線維芽細胞の動態を検討した報告では、細胞付着はSLA表面のような方向性のない粗面より、機械研磨面やマイクログルーブ面のような方向性のある滑面のほうが大きい[2]。

　さらに、異なる表面形状をもつチタン表面上で線維芽細胞の動態を検討した報告では、表面形状は細胞の初期接着と細胞内へのシグナル伝達に影響を与えることが明らかとなっている（図48-2）[3]。すなわち、鏡面（Polished）、ブラストと酸処理を組み合わせた微細形状（SLA）、およびマイクログルーブ（Grooved, 溝の幅：10μm, ピッチ：約30μm）をもつチタン表面で、ヒト歯肉線維芽細胞（HGF）を培養した（図48-3）。その結果、鏡面、SLAでは、それぞれ微小突起、葉状仮足を認めたが、細胞の特定方向への配列は見られなかった。それに対し、マイクログルーブ上では、溝の方向に葉状仮足を伸

ばしている様子がみられた．さらに，細胞内シグナル伝達機構の活性化に関与するFAK（接着斑キナーゼ）の発現は，マイクログルーブ表面で，鏡面やSLA面より増大した．このように，表面へのマイクログルーブの付与は線維芽細胞の伸展方向と活性化に有効であった．

一方で，滑面と粗面（SLA表面）の異なる表面形状をもつチタンインプラントをラット歯槽堤に埋入して軟組織の状態を検討した *in vivo* 実験では[4]，コラーゲンやTGF-βの

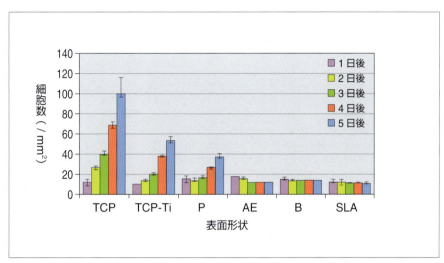

図 48-1 表面形状の異なる基板上での線維芽細胞の増殖（Baharlooほか，2005[1]）
滑面：TCP, TCP-Ti, P．粗面：AE, B, SLA

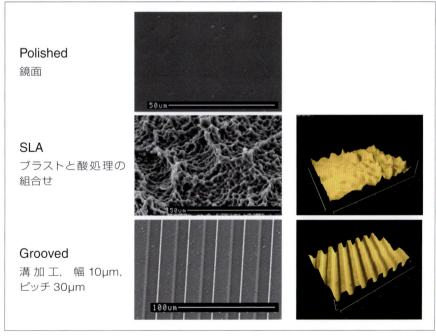

図 48-2 チタン表面の加工（Kokubuほか，2009[3]）

遺伝子発現は滑面で多く発現し，コラーゲン線維の走行も滑面でより均一に分布していた（図 48-4）．

以上の報告より，上皮細胞・線維芽細胞の接着や増殖は，方向性をもたない粗面（SLA）よりは滑面が，さらにグルーブのようにコンタクトガイダンスを付与する表面形状が有利であることをうかがわせている．また，細胞が産生するコラーゲン線維の密度や走行方向が生物学的封鎖に，より深く関わっているものと考えられる．

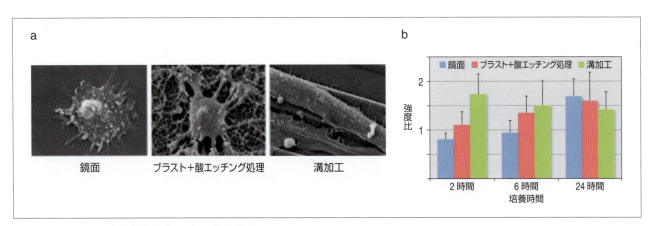

図 48-3 ヒト歯肉線維芽細胞（HGF）の培養結果
　a：細胞形態 SEM 像，b：接着斑キナーゼ（FAK）発現量

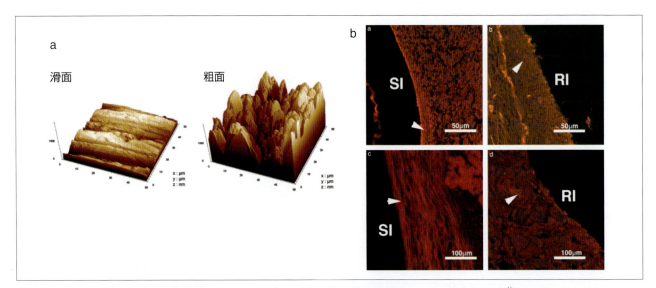

図 48-4 滑面と粗面（SLA 表面）をもつチタンインプラント周囲軟組織の状態（Yamano ほか，2011[4]）
　a：表面形状（滑面と粗面：SLA 表面），b：コラーゲン線維の方向（滑面〈SI〉周辺には高密度で均一な走行がみられる）

Q49 コラーゲン線維の密度や走行方向を制御するには,どのような表面形状が有利ですか?

A 細胞の進展方向を制御するマイクログルーブと,細胞が産生するコラーゲン線維の配列方向を制御する比較的大きなグルーブ溝(50μm程度)の両者をもつグルーブ(マルチグルーブ)が有利である.

インプラント長軸方向と垂直に配向する軟組織を形成するには,細胞のみではなく細胞が産生するコラーゲン線維の配列方向を制御する必要がある.そこで,2μm程度の微細溝(マイクログルーブ)と50μm程度の溝(マクログルーブ)を組み合わせたマルチグルーブを製作した(図 49-1)[1].平坦面と,マイクログルーブのみ,およびこのマルチグルーブ上で,線維芽細胞を培養し,細胞の伸展とコラーゲンの発現方向を検討した(図 49-2).

培養7日後の細胞の伸展方向は,平坦面で不規則であったのに対し,マルチグルーブとマイクログルーブ上では細胞は溝に沿って配列した.培養21日になると,細胞は全ての処理表面を一様に覆っており,配列は確認されなかった.また,培養21日後の付着細胞をテープで剥がすと,細胞外マトリックスはマルチグルーブ内で顕著に観察された.さらに,細胞が産生したコラーゲンの配列を共焦点レーザー顕微鏡で観察すると(図 49-3),マルチグルーブではコラーゲン線維が溝に沿って配列していたが,他の表面ではコラーゲンの産生量が少なく,特定方向の配列も確認できなかった.

このように,マルチグルーブは線維芽細胞の伸展方向のみならずコラーゲン線維の配列を制御できることがわかった.マイクログルーブでは,溝の方向への伸展は第一層の細胞のみで観察され,その上に積層した細胞の伸展方向は制御できなかった.

このマルチグルーブは生物学的幅径を考慮して上皮下結合組織に相当する部位(骨縁上部1/3程度)に設けるのが望ましいと考えられる.

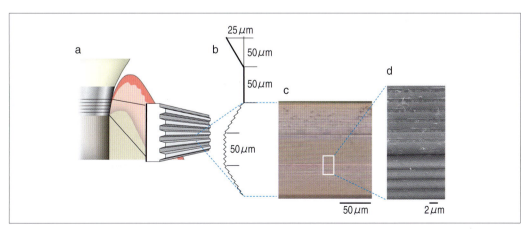

図 49-1 マルチグルーブ=マクログルーブ+マイクログルーブの構成
a:概念図,b:断面図,c:光学顕微鏡像,d:cの□部分の拡大 SEM 像

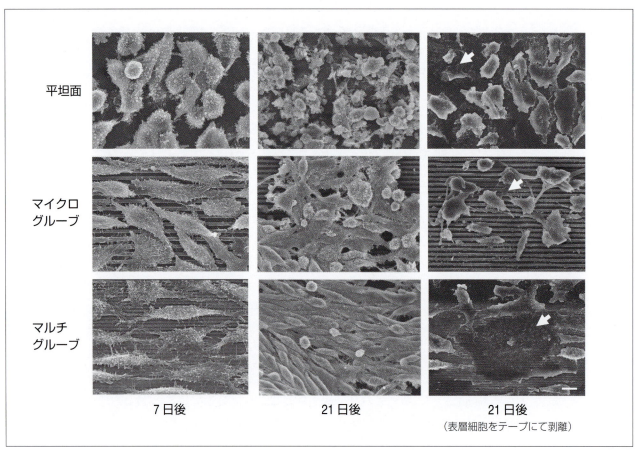

図 49-2 平坦面，マイクログルーブ（2μm），マルチグルーブ上で培養した線維芽細胞の SEM 像（スケールバー：10μm）．⇦：細胞外マトリックス

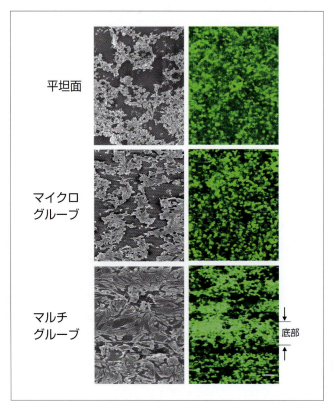

図 49-3 線維芽細胞培養 21 日後のコラーゲンの発現（右，スケールバー：50μm）

COLUMN 18

Laser-Lok®

　レーザー処理によりインプラントカラーにグルーブを付与したインプラントシステムとして，Laser-Lok® がある（**18-1**）．本システムは，結合組織がインプラント長軸方向と垂直に配列し，上皮のダウングロースを抑制するとの報告がある[1,2]が，インプラント頸部周囲の歯槽頂部の骨吸収を抑制するかについては，エビデンスが得られていない[3]．また，グルーブ幅が 10 μm 程度であることから，セメント質がない状況ではアンカーとしての働きは難しいと思われる．むしろグルーブに沿って輪状靭帯様構造を形成し，結合組織性付着の補助としての働きが期待される．

　しかし，グルーブ内の微細構造はレーザー加工の特徴でランダムであり，マイクログルーブのように一方向に揃っておらず，細胞の特定方向の伸展を促すコンタクトガイダンスの効果は期待しにくいと考えられる．

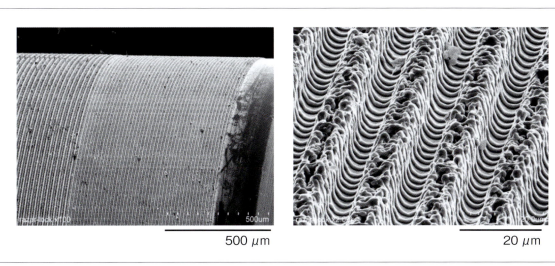

18-1　Laser-Lok® の SEM 像（加藤英治先生のご厚意による）
　　　　8〜12μm のマイクログルーブとその内部に不規則な形態がみられる

Q50 表面性状は，軟組織の封鎖性に影響しますか？

A 表面組成，表面濡れ性などが軟組織の封鎖性に影響する．

　表面性状（物理化学的性質）は接着性タンパク質などの細胞外マトリックス（ECM）の形成に影響を与える．細胞はインテグリンに代表される細胞表面のセンサー分子を使ってECMに書き込まれた情報を読み取り，その情報に従って，さまざまな細胞機能を制御している（図50-1）．したがって，基材上のECMを制御することにより，細胞接着のみならず機能を伴った組織の形成が可能になると考えられる．

　表面組成（材料）の違いが細胞動態に及ぼす影響について，Shiraiwaらは鏡面に仕上げたチタン，ガラスおよびポリスチレン（培養用容器）上で上皮細胞の動態を比較した．その結果，細胞の初期接着とラミニン-5の吸着はチタンが他の材料より劣り，表面改質の必要性が報告された[1]．

　また，アバットメントを想定して，チタン，ジルコニア，金-プラチナ合金の軟組織反応を，イヌを用いて検索した結果，軟組織による封鎖性はチタンとジルコニアは同等で金-プラチナ合金より優れていた[2]．さらに，Nothdurftらはジルコニアとチタン上（異なる表面形状をもつ）で線維芽細胞と上皮細胞を培養した（図50-2）．その結果，線維芽細胞は粗面のジルコニア上では粗面のチタンより細胞増殖が亢進した．一方，上皮細胞は，粗面より鏡面や機械仕上面で細胞伸展が亢進する傾向があり，鏡面や機械仕上面ではジルコニアがチタンより増殖が亢進した[3]．

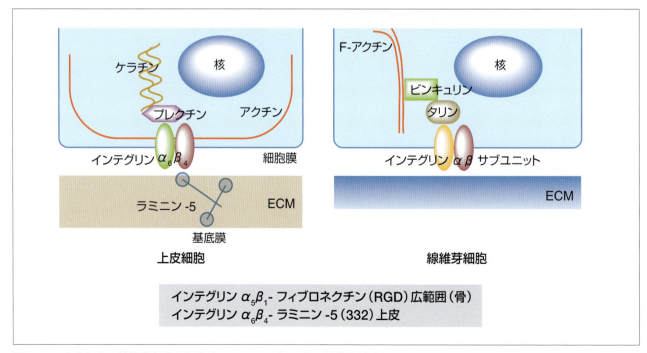

図50-1　上皮細胞，線維芽細胞と細胞外マトリックス（ECM）の接着機構（熱田　生先生のご厚意による）

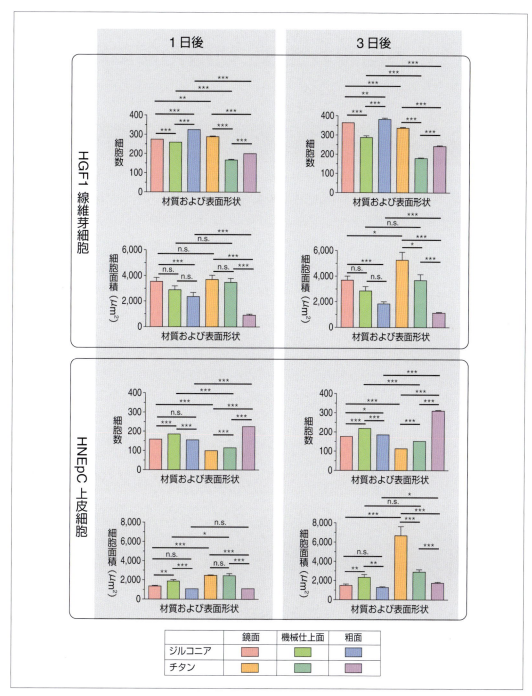

図 50-2 異なる表面形状をもつジルコニアとチタン上での線維芽細胞と上皮細胞（Nothdurft ほか, 2015[3]）

Q51 表面濡れ性は,初期接着に影響しますか?

A 超親水性処理により,線維芽細胞,上皮細胞の初期接着は向上する.

　表面濡れ性(親水・疎水性)は細胞の初期接着に大きな影響を与える(112ページ,Q71).水に対する接触角を0°(超親水性)〜106°(疎水性)まで,酸素プラズマ処理条件を変化させることにより制御し,異なる濡れ性(接触角)の基板上で,線維芽細胞,ケラチノサイトの初期接着特性を検討した(**図51-1**)[1].その結果,超親水性表面は有意に初期接着が向上した.これには,血清中の細胞接着性タンパク質と細胞接着阻害タンパク質の競争的吸着が関与していた.よって,線維芽細胞においても,超親水性処理は細胞の初期接着に有利であることがわかった.

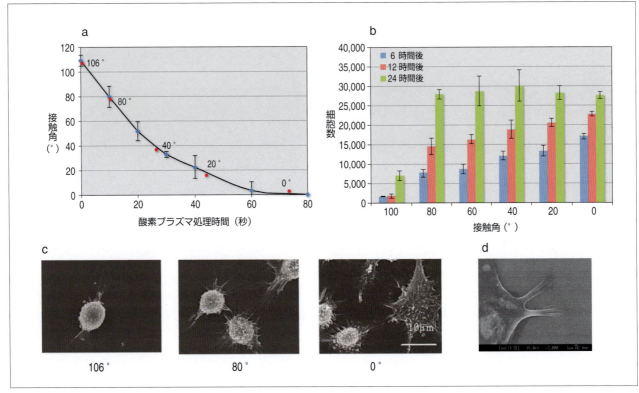

図51-1 表面濡れ性(接触角)が線維芽細胞(L929)の動態に及ぼす影響
　a:酸素プラズマ処理時間と接触角,b:線維芽細胞初期接着量,c:播種30分後の線維芽細胞の形態,d:超親水性表面上のケラチノサイトの形態

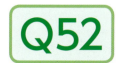 生物学的封鎖を亢進するために，ほかにはどのような処理が考えられますか？

 接着性タンパク質やチタン結合ペプチドなどをインプラント表面への応用することにより，細胞接着が向上し，生物学的封鎖を亢進する可能性がある．

1）接着性タンパク質の固定

　付着上皮形成を伴った軟組織接着を実現するために，フィブロネクチンやラミニンなどの接着性タンパク質でチタンを表面改質する方法が提案されている．

　上皮組織細胞接着因子であるラミニン-5を塗布した純チタン上で，上皮組織細胞が天然歯並みの密度でヘミデスモソーム形成することが知られている．ラミニン-5を吸着させたチタン基板上でヒト不死化口腔上皮細胞IHGKを培養した結果，24時間以内にIHGKがチタン上にヘミデスモソーム形成をして接着していることが報告されている[1]．また，Ti-6Al-4V合金表面の不動体皮膜の有無とラミニン-1, 5の影響を検討した報告では[2]，Ti-6Al-4Vはラミニン-1よりラミニン-5をよく吸着すること，ヒト正常上皮細胞NHEKはラミニン-1よりラミニン-5によって，より強く細胞接着が促進されるとしている．さらに，チタン表面に1型コラーゲン，4型コラーゲン，フィブロネクチン，ラミニン，ビトロネクチンをコートし，チタン材を比較材料として上皮細胞の接着性を検討した結果，4型コラーゲンをコートしたチタンでは上皮細胞の接着性が最も高くなることが報告されている[3]．

　一方，簡便な細胞接着性タンパク質の固定化法であるトレシルクロリド処理法を用いることにより，フィブロネクチン，コラーゲンをチタンに固定できることが明らかとなった（図52-1）[4]．本法を用いてタンパク質を固定したチタン上での線維芽細胞の初期接着を

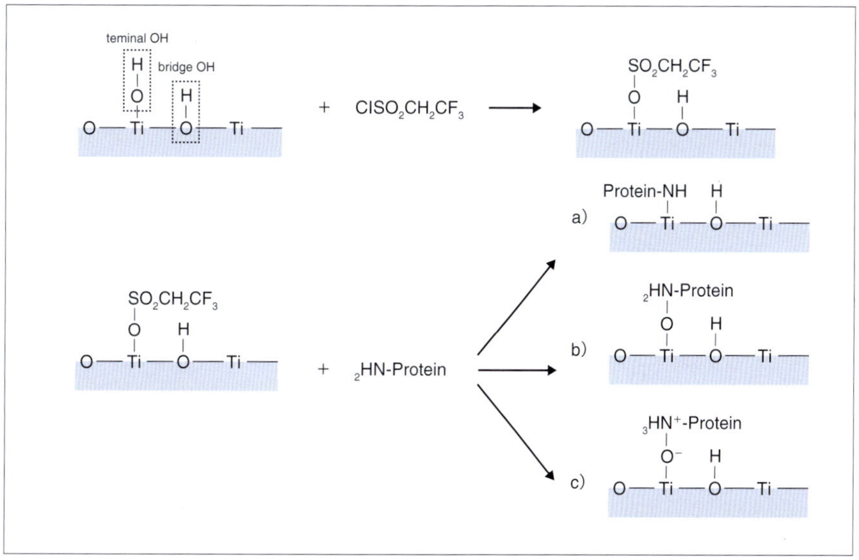

図 52-1　トレシルクロリド処理によるタンパク質固定の概念図

検討した結果，フィブロネクチン固定より，コラーゲン固定が有効であった（図 52-2）[5]．これは接着性タンパク質のコンフォーメーション（立体構造）の影響と考えられた．すなわち，分子量の大きなコラーゲンは基材上に固定されてもそのコンフォーメーションが乱されにくいことが予想され，接着したタンパク質のコンフォーメーションがその後の細胞動態に重要な役割を演じると考えられた．

2）ナノファイバーの応用

ナノファイバーはバルクに比して広大な表面積を有するため各種生体由来因子の吸着サイトを多数設計でき，ゲルなどと比較して生体物質の透過性に優れ，細胞や生体成分の浸潤が容易に起こることが想定できるなど，細胞の足場材料としての要件を具備している．エレクトロスピニング法を用いることにより，ファイバー径および密度の異なるコラーゲンナノファイバーをチタン上に形成することができた（図 52-3）[6]．今後，細胞の足場として本法を応用することにより，軟組織接着への発展が期待できる．

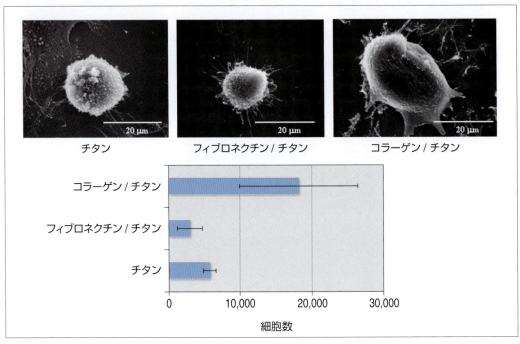

図 52-2　ヒト歯肉上皮細胞の初期接着（1.5 時間後）．上段：SEM 像，下段：接着量

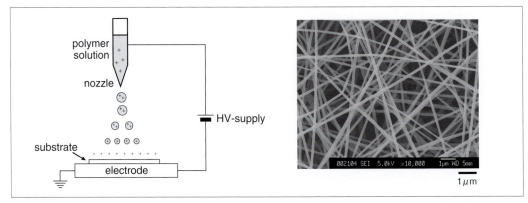

図 52-3　エレクトロスピニング法（左）により形成されたチタン上のコラーゲンナノファイバー（右）

3）チタン結合ペプチドの利用

　タンパク質のコンフォーメーションを崩さない固定化法として，チタン結合ペプチド minTBP-1（RKLPDA）が開発された（図 52-4）[7,8]．このペプチドと BMP-2 などの骨形成タンパク質（活性ペプチド：KIPKASSVPTELSAISTLYL），細胞接着ペプチド，あるいは抗菌性ペプチドを結合（共役）させると，タンパク質のコンフォーメーションを崩すことが少ないため，結合させたタンパク質やペプチドがその性質を損なうことなく機能を発揮できる．

　minTBP-1 と細胞接着モチーフ RGD を含む人工タンパク質をベースとする人工細胞外マトリックス（タンパク質）をチタン基材上に創製した[9]．この基材上でヒト上皮細胞株 HaCaT を培養し，F-アクチンを染色して伸展を比較したところ，各タンパク質上で細胞伸展に違いがあり，試作タンパク質 #KB094，KB103 で伸展性が高いことが，またこれらのタンパク質は 7 日目までの細胞増殖が他の人工タンパク質やフィブロネクチン（Fn）と比べて高いことが明らかとなった（図 52-5）．HaCaT はインテグリン $\alpha_5\beta_1$ をもち，このインテグリンは RGD と結合し，細胞伸展に影響すると考えられた．

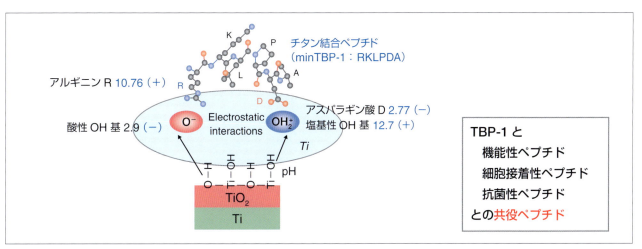

図 52-4　表面荷電を利用したチタン結合ペプチド（minTBP-1：RKLPDA）

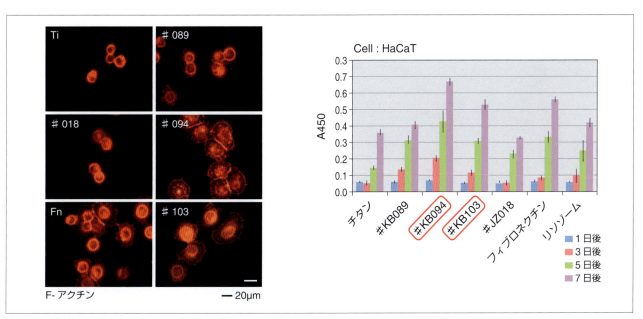

図 52-5　ヒト上皮細胞株 HaCaT の各タンパク質上での細胞伸展（左）と細胞増殖（右）

Chapter 6-3 表面と生体反応
3) 口腔内露出部：バイオフィルム

Q53 細菌が付着しにくい表面はありますか？

A 表面形状に関しては，粗面より鏡面や機械加工面で細菌付着が少なく，表面性状に関してはカルシウムイオンが吸着しにくい表面，さらにはフッ化物処理，大気圧プラズマ処理，抗菌性ペプチドの応用が有効と考えられる（図 53-1）．

　フレームワーク合金に対するバイオフィルム付着量は，純チタンや白金加金上で他の歯科用合金やレジン上より多く，金銀パラジウム合金上で最も少ないと報告されている[1]．

　細菌の付着については，これらの性質以外にも，細菌の線毛，粘着多糖類，レクチン用リガンドなどさまざまな要因に影響されることから，さらなる検討が必要である．また，初期付着特性とバイオフィルム形成能の関係についても検討が必要である．

　チタンに細菌が吸着しやすい性質は，チタンのオッセオインテグレーションのしやすさと関係があると考えられる．チタンは，表面にリン酸カルシウムや接着性タンパク質が吸着しやすく，オッセオインテグレーションを獲得しやすいといわれているが，このことは裏を返せば，口腔内細菌も付着しやすいことを意味する．したがって，インプラント周囲炎を防止する表面は，骨組織や軟組織と接触する部位に求められる表面改質法とは異なる方法が必要である．細菌の初期付着を防止する表面，また抗菌性を発揮する表面改質法が求められる．

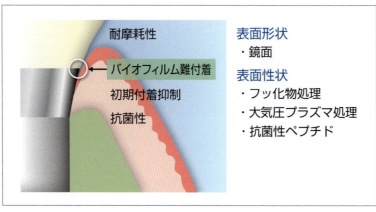

図 53-1　口腔内露出部位に求められる表面

Q54 表面形状は細菌の付着に影響しますか？

A 表面粗さが大きな表面形状は細菌付着（バイオフィルム形成）が多くなるが，鏡面，ナノ形状の微細表面，機械加工面では細菌付着が少なくなる．

　口腔内での細菌付着を検討した研究では，表面が粗い TiUnite® で機械研磨表面より細菌付着が大きく，レンサ球菌が主に検出されたと報告されている[1]．また，細菌の付着しやすさとしにくさには，表面凹凸の大きさが関係し，凹部の幅が 3μm 程度では付着しやすく，0.4μm 以下のナノ構造では細菌が定着できないと報告されている[2]（図 54-1）．

　さらに，歯肉縁上，縁下にかかわらず，標準的な機械加工面の粗さ（Ra＝0.2μm）が閾値となり，その粗さ以下で細菌付着やコロニー形成が減少し，滑沢な表面がプラーク形成を抑制する，との報告がある．この傾向は多くの報告でも確認されており，機械加工面に比較し SLA 処理面では細菌付着の有意な上昇が認められている[3〜7]（図 54-2）．

　筆者らの *in vitro* 実験において，チタンに鏡面研磨処理（Ti-polished），ブラスト処理（Ti-blasted, 150μm アルミナ），一方向研磨処理（Ti-striated, 耐水研磨紙 SiC 約 50μm）を施し，歯周病原菌の付着を検討した結果，鏡面研磨と一方向研磨処理は同程度であり，ブラスト処理では 2 倍の付着量を認めた[8]（図 54-3，4）．

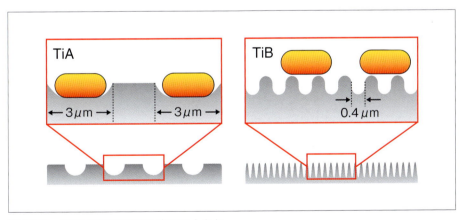

図 54-1　細菌付着に関係する表面の大きさ
　TiA：付着しやすい．TiB：付着しにくい（Lorenzetti ほか，2015[2] をもとに作成）

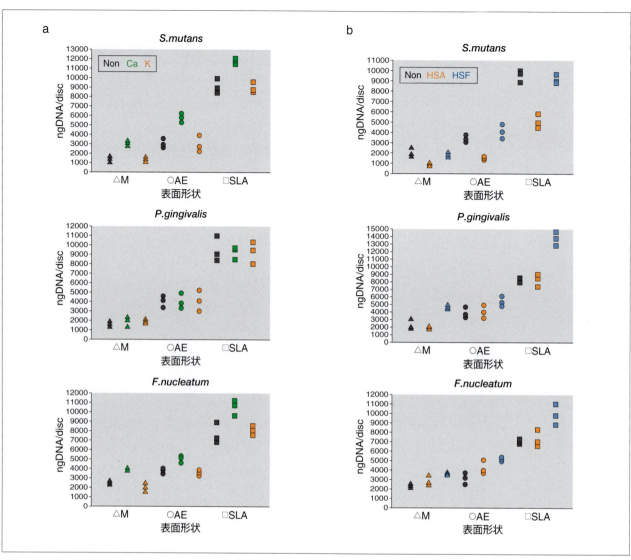

図 54-2　表面処理を施したチタンへの口腔内細菌の付着特性（M：機械加工面，AE：酸エッチング処理面，SLA：SLA 処理）
a：Ca^{2+}（Ca），K$^+$（K）処理，b：アルブミン（HSA），フィブロネクチン（HSF）処理（Badihi Hauslich ほか，2013[7]）をもとに作成）

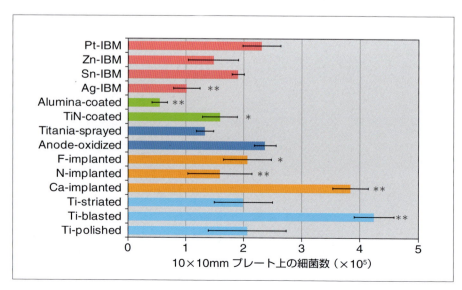

図 54-3　各種表面への P.gingivalis の初期付着量（1cm^{2}plates，1h）
＊（p<0.05），＊＊（p<0.01）は Ti-polished に対して有意差あり（Yoshinari ほか，2000[8]）

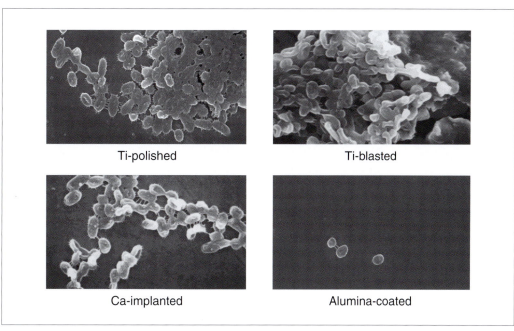

図 54-4　各種表面へ付着した P.gingivalis

Q55　表面性状は細菌の付着に影響しますか？

A 表面エネルギー（濡れ性），表面荷電，カルシウムイオンの吸着，アルブミンやフィブロネクチンの吸着が影響すると考えられる．

　インプラント表面への口腔内細菌付着には，以下の因子が関与すると考えられる[1]．
【材料表面に依拠する因子】
①表面エネルギー（親・疎水性）：分子間力（ファンデルワールス力）による付着
②表面荷電：負に荷電したペリクルと細菌表層が唾液中のカルシウムイオンなどの2価の陽イオンを介した静電気的相互作用による付着
【細菌固有の性質に依拠する因子】
③細菌の線毛，粘着多糖類，レクチン用リガンドなど
　このうち，細菌付着に関係する材料表面の性質は，①と②である．
　①の材料の表面エネルギーは表面の濡れ性に関係し，接触角が小さければ表面エネルギー（濡れ性）は大きくなり，一般的には材料表面への物質の吸着力は大きくなる．バクテリアの付着特性に関しても表面エネルギーが大きい条件で細菌の付着性が大きくなったとの報告がある．

一方で，疎水性相互作用（疎水結合）により疎水性表面で細菌の付着量が増加したとの報告がある．しかし，この疎水性相互作用による細菌の吸着特性は，微粒子同士の凝集性に関与する現象であり，インプラント体と細菌の相互作用のように，大きなバルクと微粒子との相互作用には必ずしもあてはまらない現象であると推察される．

　筆者らの研究では，表面エネルギー（濡れ性）が大きくなると $P.g.$ 菌の初期付着量は多くなる傾向を示した（図55-1 左）が，$A.a.$ 菌ではこの傾向が認められず，表面エネルギーの観点からすべての細菌の付着特性の違いを説明するのは困難であると判断された．

　②の材料の表面電位（ゼータ電位，等電点などで評価）は，静電気的相互作用による細菌の付着特性に関与する．細菌は比表面積（単位質量当たりの表面積）が大きいため，その付着特性は表面荷電状態に大きく影響されやすい．一般に細菌は程度の差こそあれ，pH7付近の中性では負に荷電している．

　材料への細菌の付着は，表面電位（ゼータ電位）による静電的相互作用に大きく影響されると報告されている[2]．

　カルシウムイオンの吸着は，負に荷電した基材と細菌間の橋渡しをし，細菌付着を増大させる．

　チタンにカルシウムイオンをコーティングすると，グラム陽性好気性菌 $S.mutans$ とグラム陰性偏性嫌気性桿菌 $F.n.$ 菌のチタンへの付着量は増加した．この理由は $S.mutans$ や $F.n.$ 菌は細胞表面にカルシウムイオンに依存的に結合するタンパク質をもっているからとされる[3]（図54-2）．

　アルブミンの吸着は細菌付着を減少させ，フィブロネクチンの吸着は細菌付着を増加させる傾向にある．

　チタンにアルブミンをコーティングすると，$S.mutans$ の付着量は減少したが，$P.g.$ 菌や $F.n.$ 菌の付着量は変化しなかった．$P.g.$ 菌や $F.n.$ 菌の付着量が変化しなかった理由は明確でないが，タンパク質分解酵素，線毛，細胞外小胞あるいはリポ多糖などが関与していると考えられる[3]（図54-2）．

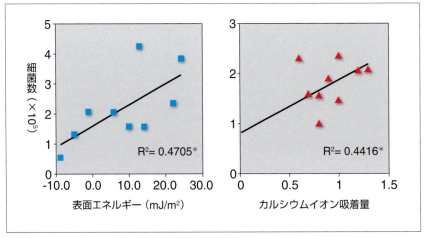

図 55-1　$P.gingivalis$ の初期付着量と表面エネルギー（左）およびカルシウムイオン吸着量（右）の関係

さらには，アルブミンは歯周病原細菌 A.a. 菌や Actinomyces viscosus のチタンへの付着を減少させるばかりでなく，S.aureus や P.aeruginosa の付着も減少させると報告されている[4]．

一方で，接着性タンパク質であるフィブロネクチン（約440kDa）をコーティングすると，P.g. 菌や F.n. 菌の付着量は増加したが，S.mutans の付着量は変化しなかった[3]（図54-2）．さらに，歯周病原細菌はアルブミンよりフィブロネクチンに付着しやすいとの報告がある[5,6]．

COLUMN 19

唾液タンパク質の吸着特性

　チタンとハイドロキシアパタイト（HA）に対する唾液タンパク質の吸着特性を調べた結果（19-1），HA には多くのタンパク質が吸着し，チタンへは特異的に 60kD 付近のタンパク質が吸着した．これらは主にアルブミンと α-アミラーゼであることが確認されている．したがって，チタンは HA が主成分の歯面とはタンパク質の吸着特性が異なり，特定のタンパク質が吸着しやすいと考えられる．

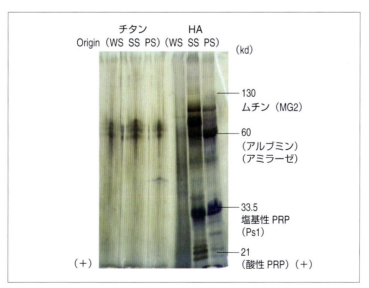

19-1 チタンと HA に対する唾液タンパク質の吸着特性（SDS ゲル電気泳動）
　WS：全唾液，SS：顎舌下腺唾液，PS：耳下腺唾液

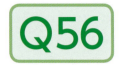

細菌付着を少なくするには，どのような表面処理が有効ですか？

アルミナコーティングは細菌付着を減少させ，フッ化物の応用は抗菌性を付与する．

1）アルミナコーティング

筆者らは，口腔内露出部位は常時ブラッシングがなされることから，耐摩耗性に優れた表面改質法が必要と考え，鏡面の純チタン板にイオン注入処理（Ca，N，F-implanted），陽極酸化処理（Anode-oxidized），チタニア低温溶射処理（Titania-sprayed），イオンプレーティング処理（TiN，Alumina-coated），イオンビームミキシング処理（Ag，Sn，Zn，Pt-IBM）を施した[1]（**表56-1，図56-1**）．

これらの表面で歯周病原菌を培養して初期付着特性を検討した結果，表面形状の比較では，ブラスト処理では鏡面に比べ付着量が多くなった（87ページ，Q54）．また，表面性状の比較では，*P.g.*菌の初期付着量はカルシウムイオン注入処理面で付着量が多く，アルミナ被膜処理面で特異的に少なくなった（図54-3，4）．これら*P.g.*菌の初期付着量は，表面エネルギーとカルシウムイオン吸着量と正の相関を示し，表面の濡れ性，表面電位お

表 56-1 耐摩耗性を考慮して改質したチタン表面の化合物，改質層の厚さ，表面粗さ，硬さ

略号	改質法	表面化合物[*1]	改質層の厚さ[*2]	表面粗さ[*3]	ヌープ硬さ[*4]
Ti-polished	最終 0.3μm アルミナ研磨	TiO_2	<30 nm	0.07（0.01）	148（5）
Ti-blasted	150μm アルミナブラスト	-	-	0.96（0.21）	-
Ti-striated	#320SiC ペーパー研磨	-	-	0.23（0.08）	-
Ca-implanted	イオン注入	$CaTiO_3$, TiO_2, TiO	150 nm	0.10（0.01）	264（17）
N-implanted	イオン注入	TiN, Ti_2N, TiO_2	300 nm	0.06（0.01）	232（14）
F-implanted	イオン注入	TiF_3, TiOF, TiO_2, TiO	150 nm	0.08（0.02）	230（19）
Anode-oxidized	陽極酸化 #	TiO_2 (brookite), TiO	300 nm	0.19（0.04）	227（25）
Titania-sprayed	フレーム溶射 #	TiO_2 (rutile, anatase)	>3 μm	3.79（0.41）	-
TiN-coated	イオンプレーティング	TiN	3 μm	0.12（0.04）	1837（227）
Alumina-coated	イオンプレーティング	Al_2O_3 (corundum)	3 μm	0.06（0.03）	1355（66）
Ag-IBM	イオンビームミキシング	Ag, TiO_2, TiOx	100 nm	0.09（0.02）	250（8）
Sn-IBM	イオンビームミキシング	Sn, TiO_2, TiOx	150 nm	0.15（0.04）	212（6）
Zn-IBM	イオンビームミキシング	Zn, TiO_2, TiOx	100 nm	0.08（0.03）	213（13）
Pt-IBM	イオンビームミキシング	Pt, TiO_2	150 nm	0.07（0.02）	225（19）

（）標準偏差，[*1] X線光電子分光（XPS）と薄膜X線回折（XRD）使用，[*2] チタン換算（XPS 使用），[*3] 算術平均粗さ（Ra, μm），[*4] 荷重10gf，# ドライプロセスではない

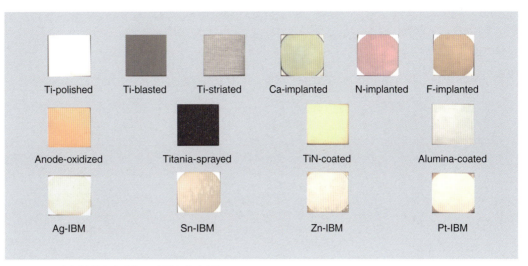

図 56-1 耐摩耗性を考慮して改質した表面

よびカルシウムの存在が関与していることが示唆された（図55-1）．また，チタンとジルコニア上では，歯周病原菌の付着量に差がないことが報告されている[2]．

　チタン表面を被っている酸化チタン（TiO_2）と細菌はともに負（−）に荷電していることから，2価のカルシウムイオン（Ca^{2+}）が両者の橋渡しとなり，両者は付着すると考えられる．一方，アルミナの等電点のpHは9.2〜8.0であり，中性溶液中では正（＋）に荷電していることから，ペリクル形成時に細菌の橋渡しとなるカルシウムイオン吸着が抑制されたことが，*P.g.* 菌の初期付着量の減少につながったものと推察される．

2）フッ化物の応用

　フッ素含有の人工唾液（pH5.5）に浸漬することにより，またはフッ素イオン注入処理により *S. mutans* 菌の付着が減少したことが報告されている[3,4]．

　また，チタンに各種表面処理を施し *P.g.* 菌と *A.a.* 菌に対する増殖抑制効果を調査した結果では，フッ素イオン注入（F-implanted）表面で特異的に抗菌性が示されている（図56-2）[5]．表面分析の結果からは，フッ素イオン注入処理面はTi-F化合物，TiOF，およびチタン酸化物から構成されていた．また，細菌の初期付着試験結果から，フッ素イオン注入試料上ではチタン上でのそれと大差がなく，比較的多くの細菌が付着した．これらのことから，フッ素イオン注入試料で口腔内細菌の増殖抑制効果が認められた理由は，フッ素の徐放性によるものではなく，これらの細菌がいったんチタン表面に付着した後，細菌の糖代謝がフッ素化合物により阻害されたことによると推察される．

　なお，フッ素イオン注入処理では線維芽細胞L929の増殖特性に悪影響を及ぼさないこ

と，また，チタンの耐食性に悪影響を及ぼさないことも確かめられている（図56-3）．

フッ素処理以外の抗菌性が期待された表面処理，たとえば銀イオン注入や酸化チタン（アナターゼ）処理などは，細菌増殖を抑制しなかった．これらは，ハロゲン化銀や酸化銀の生成，光触媒を利用するための担持材料の欠如などがその理由として考えられ，これらの処理を有効にするためにはさらなる検討が必要であろう．

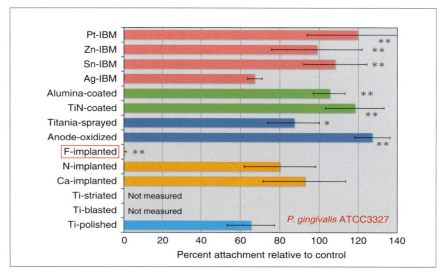

図 **56-2** 各種表面処理の *P.g.* 菌増殖抑制効果（1cm² チタン板，48 時間後）
＊ $P < 0.05$，＊＊ $P < 0.01$ は，細胞培養用ポリスチレン板（control）に対して有意差があることを示す

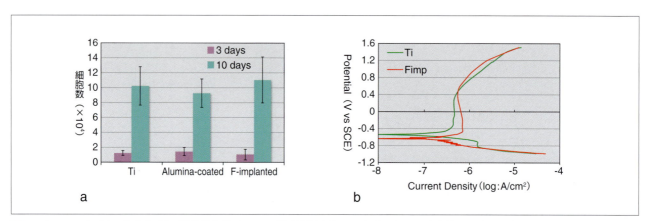

図 **56-3** フッ素イオン注入処理の線維芽細胞 L929 の増殖特性（a），およびチタンの耐食性に及ぼす影響（b）
0.9% NaCl における動電位分極試験では，チタンとフッ素イオン注入（Fimp）に差がみられない

COLUMN 20

抗菌性ペプチドの利用

抗菌性ペプチドは，副作用・為害作用が小さい，タンパク質より変性が少ない，耐性菌の問題を回避して抗菌薬の代替物質になりうる，など有望な表面改質法である．

唾液中に含まれる抗菌性ペプチドとして，ヒスタチン5（Histatin5）とラクトフェリシン（Lactoferricin）などが考えられる．ヒスタチン5は，抗カンジダ作用のみではなく歯周病原菌，特に *P.g.* 菌の炎症性サイトカイン誘導能を阻害するといわれる．また，ラクトフェリシンは，抗菌性タンパク質ラクトフェリンをペプシンで分解して作られたペプチドであり，広い抗菌スペクトルを持ち，最小増殖阻止濃度がラクトフェリンの約 1/1000 と効率性に優れるといわれている．

これらの抗菌性ペプチドの利用にあたって，チタン結合ペプチドを結合（共役）させたペプチドを用いた（図52-4）．すなわち，抗菌性ペプチドをチタン結合ペプチド（minTBP-1）と結合させると，タンパク質のコンフォーメーション（立体構造）を崩すことが少なく，結合させたペプチドがその性質を損なわずに機能を発揮できると考えられる．具体的には，**20-1** に示すアミノ酸配列をもつペプチドを設計した．これらのペプチドは，チタン基材へ特異的に吸着することが明らかとなり，またこれらのペプチドを吸着させたチタン基材上での *P.g.* 菌に対する抗菌活性は，未処理のチタン基材より優れることが確認された（**20-2**）[1]．今後，唾液中に存在する抗菌性ペプチドを，より積極的にインプラント側に遊走，固着させる表面改質法が求められる．

20-1 チタン結合ペプチド（RKLPDA）と抗菌性ペプチドを結合（共役）させたペプチドのアミノ酸配列（Yoshinari ほか，2010[1]）

分類	アミノ酸配列	略号
ヒスタチン5	DSHAKRHHGYKRKFHEKHHSRGY	His5
チタン結合ペプチド + ヒスタチン5	RKLPDAPDSHAKRHHGYKRKFHEKHHSRGY	minTBP1+His5
ラクトフェリシン	FQWQRNMRKVR	Lfcin
チタン結合ペプチド + ラクトフェリシン	RKLPDAPGGFQWQRNMRKVR	minTBP1+ Lfcin

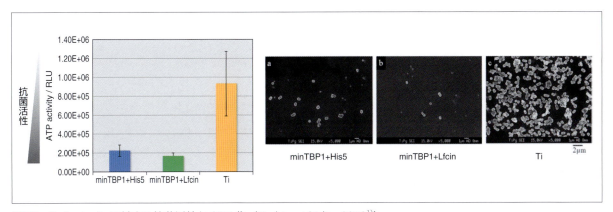

20-2 *P. gingivalis* に対する抗菌活性と SEM 像（Yoshinari ほか，2010[1]）

Chapter 7 光活性化，超親水性

Q57 超親水性インプラントとは，どのようなインプラントを指すのですか？

A 水の接触角がかぎりなくゼロに近く，水や血液の濡れ性が向上する表面をもつインプラントをいう．

図 57-1 は超親水性を示すインプラントの例である．このように，「超親水性」インプラントは血液の濡れが格段に向上することから注目を集め，骨形成能に優れるとの報告が多く見られるようになった．

現在，超親水性インプラントとして SLActive（Straumann）が日本で市販されている．また，超親水性を「付与する」表面処理法として紫外線（UV）処理，および低温プラズマ処理が紹介されている．このうち，特定の波長による UV 処理はインプラントの「光機能化」と呼ばれることがあるが，「光機能化」なる専門用語はなく，むしろ光触媒の光活性機能を指す「光活性化」と呼ぶのがふさわしいであろう．この光活性化が，光（主に紫外線領域の波長）を利用してチタン表面を改質する技術とすれば，光活性化により超親水性を得ているのは UV 処理と低温プラズマ処理の 2 つということになる．また，チタンの骨結合能力を向上させるためには，親水性が大きいだけでは十分条件とはならず，炭化水素の制御や表面電荷の最適化が必要であるとの意見もある．

光活性化以外でも，SLActive インプラントのように化学処理によっても超親水性は得られる．筆者らは，超親水性の発現する各種表面処理法と，そのメカニズム，すなわち，超親水性は炭化水素の分解・除去，表面水酸基の存在状況に左右され，この現象は表面電荷に影響を与えることを明らかにした[1〜14]．

しかし，「光活性化（光機能化）」そのものについてのコンセンサスがないばかりか，超親水性を付与したインプラントの有効性に関しても，ヒトに対する臨床応用でエビデンスを得ていないのが現状である．

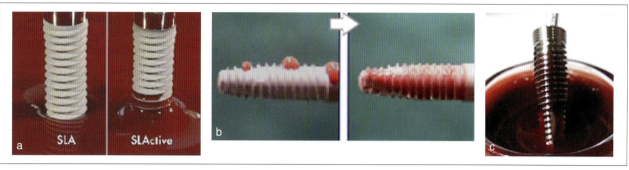

図 57-1 超親水性表面をもつインプラントに血液の濡れが向上する例
a：Straumann社のホームページより．b：光機能化バイオマテリアル研究会のホームページより．c：プラズマ処理を施した機械研磨面インプラント

COLUMN 21

光触媒

　酸化チタンは光（電磁波）を吸収するとエネルギーの高い状態になり，光触媒機能を示す．酸化チタンの光触媒は，主に紫外光を吸収したとき，強い酸化還元作用と超親水作用を示すことをいう（**21-1**）．価電子帯にある電子が，バンドギャップの3〜3.2eVに相当する波長380〜400nm以下の光を吸収することで励起され，酸化チタン内部にe^-（電子）とh^+（正孔）が生じ，表面で酸素や水と反応し，それぞれスーパオキシドアニオンとヒドロキシラジカルを発生して活性を示す．この酸化チタンの光触媒作用は，1970年代の初めに本多-藤嶋効果として提案された[1]．それ以来，多くの研究が行われて，同作用によって発生したラジカルは種々の有機物等と反応，分解することが判明し，防汚，消臭，抗菌等の各種用途で環境浄化材料として利用されている．

　光触媒作用は，酸化チタン（チタニア，TiO_2）以外にジルコニア（ZrO_2）でも示す．チタン表面に形成されるチタニアは波長380〜400nm（UVA）程度で光触媒作用を示すが，ジルコニアではバンドギャップが5.82eVとチタニアより大きいため，より高いエネルギー（213nmより短い波長）でないと光触媒作用を起こさない．

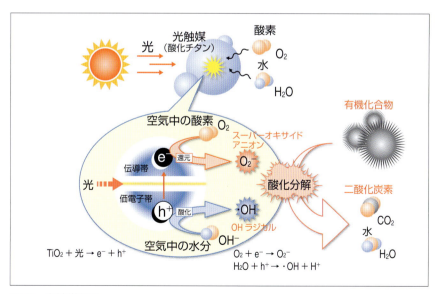

21-1 光触媒作用
チタニア（TiO_2）のバンドギャップ：3.2eV≒387nm（UVA）
ジルコニア（ZrO_2）のバンドギャップ：5.82eV≒213nm

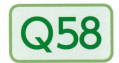

チタンの汚染とは何ですか？

 主に炭化水素がチタン表面に吸着することにより，疎水性表面となり生体活性が減退することをいう．

　チタンインプラントの汚染に関しては1990年代から研究されてきたが[1,2]，最近になってアンチエイジングの流行のためか，バイオロジカルエイジング（biological aging）なる新語が登場し，一部では使用されている[3]．しかし，この現象は大気中の炭化水素などの汚染物質の吸着によって引き起こされる現象であるので，最近では汚染（contamination）と呼ぶ論文が多い[4]．

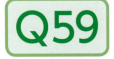

チタンの汚染はどこから来るのですか？

 大気中には化石燃料などの不完全燃焼により排出された炭化水素が汚染物質として存在し，これらの炭化水素がチタンに吸着する．また，オートクレーブで使用する水中に存在する微量元素が，汚染の原因になることもある[1]．

　チタン表面（酸化チタン）は疎水的な有機化合物を吸着しやすい表面であるため，大気中に保存すると炭化水素を吸着し，チタン表面は疎水性になりやすい．市販チタンインプラントのXPSによる表面分析によると，開封直後の炭素量（炭化水素由来）は19～45at%（原子%）であり，チタン量（15～23at%）より多かった[2]（表59-1）．

表 59-1　市販インプラント（開封直後）の表面組成（at%）

商品略号	開封直後			
	Ti	O	C	その他
Br-Bio	14.5	46.7	38.9	N
Br-Fix	18.1	53.8	28.1	Ca, Zn, Pb
Br-pi	16.8	52.7	30.6	Ca
3i Ossotite	15.0	40.8	44.3	Ca
SETiO	21.7	50.6	27.7	
SETiO-P	22.7	58.7	18.6	
PLATON	21.7	52.0	26.3	
OsseoS	19.0	50.3	30.7	
ANK	22.3	55.4	22.3	
SLA	15.8	43.5	40.7	
SLActive	19.9	51.2	26.8	Zr, Na, Cl, Al
INICELL+APL	20.8	51.1	28.2	Na, Ca, Si, Al
Br-Mk	25.6	40.8	33.6	P
TiUnite	19.3	55.4	25.3	P

光活性化，超親水性　Chapter 7

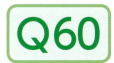 超親水性は光活性化処理のみで得られるのですか？

 超親水性は光活性化処理だけではなく，それ以外の化学処理によっても得られる．

　図 60-1 は，一例として，市販インプラントの開封直後と光活性化処理（大気圧プラズマ）後の純水の接触角を示す[1]．大気圧プラズマ処理後は，すべてのインプラントで接触角がほぼゼロの超親水性を示しているが，SLActive や INICELL+APL ではプラズマ処理を行わなくても超親水性を示している．これらの試料は化学処理によるものであり，SLActive はブラスト＋酸エッチング処理＋生理食塩水中保存，INICELL+APL は水酸化ナトリウム（NaOH）溶液処理である．

略号	開封直後	大気圧プラズマ（5秒）
ANK		
SLA		
SLActive		
INICELL + APL		

図 60-1　市販インプラントの開封直後および大気圧プラズマ処理後の接触角測定時の断面図（例）

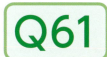 超親水性を付与する表面処理法には，どのような種類がありますか？

 チタン表面への超親水化表面処理法には，図 61-1 に示すように物理的処理法と化学的処理法がある．

　生体材料に対する物理的処理法については，紫外線（UV）処理によるチタンの光触媒超親水性現象[1]が報告された後，しばらくして歯科においてグロー放電処理によるチタ

ンの超親水性が報告された[2]．また超親水性が骨形成能に与える影響については2000年に入ってから報告されるようになり[3,4]，筆者らも低温プラズマによる超親水性現象を報告し，検討を続けている（Q57文献1〜14）．

化学的処理法については，ブラスト＋酸エッチング処理（Blast + Etching）が酸（ここでは濃塩酸と濃硫酸）による表面汚染物質の除去，水酸化ナトリウム（NaOH）溶液処理が主にチタン酸ナトリウムの形成と，これらの処理と同時に行われる表面の粗造化が相乗的に働いて超親水性を発揮する[5]．また，過酸化水素溶液処理法は，主に整形外科領域で提案されてきた処理法であり，表面に水酸基を導入することにより親水性を付与するといわれている[6]．

図61-2は物理処理法と化学処理法によって実験的に作り出したチタン表面における純水の接触角を示す．コントロールとして示したBlast + Etchingの大気中1週間保存は接触角が95°と疎水性であったのに対し，いずれの処理法によっても親水性に転じた．注目すべきは，化学処理法のうちのBlast + Etchingが接触角0°の超親水性を示したことである．同様な表面形状をもつBlast + Etching試料でも，大気中1週間保存と処理直後ではこのように大きな接触角の違いを示す．図60-1のSLAはBlast + Etchingの大気中1週間保存にあたり，SLActiveはBlast + Etchingの処理直後にあたるインプラントである．

```
物理（光活性化，光機能化）処理法
    紫外線処理（UV）
    低温プラズマ処理（Plasma，グロー放電）

化学処理法
    ブラスト＋酸エッチング処理＋水中保存（例：SLActive）
    水酸化ナトリウム（NaOH）溶液処理
    過酸化水素（$H_2O_2$）溶液処理
```

図61-1　超親水化表面処理法

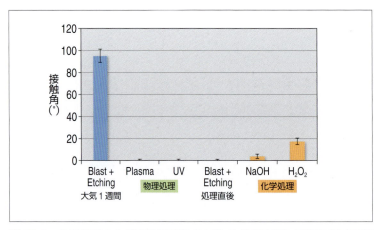

図61-2　物理処理および化学処理後（いずれも処理直後）試料に対する純水の接触角
　　コントロール：Blast + Etchingの大気中1週間保存

Chapter 7 光活性化, 超親水性

Q62 光活性化処理にはどのような装置が使われていて,それぞれ何が異なりますか?

A 紫外線(UV)処理として,低圧水銀ランプとエキシマランプなどが,プラズマ処理としてアルゴンプラズマ,大気圧プラズマがあり,それぞれエネルギー(波長),処理時間が異なる(図62-1).

　UV照射における作用の大きさは,波長と出力で決まり,波長が短いほど,出力が大きいほど処理時間は短くなり,通常は数分〜数十時間で超親水性が得られる.一方,プラズマ処理はエネルギーが非常に高いため,きわめて短時間(数秒〜数分)の処理で超親水性表面が得られる.

　処理時間はインプラント埋入時の臨床現場で重要であり,これには照射時間のみでなく排気時間も関係する.この点で大気圧プラズマ処理法は有利である.

	紫外線(UV)処理			プラズマ処理	
製品名	セラビーム®アフィニー	フォトニッククリーナー	Excimer UVO3 system desktop type	Plasma R	大気圧プラズマ装置(試作機)
製造・販売	ウシオ電機プロシード	あすみ技研プラトン	エキシマ	MARTINA大信貿易	長野日本無線
医療機器分類	器具除染用洗浄器		器具除染用洗浄器	インプラント洗浄	
照射源	低圧水銀ランプ	低圧水銀ランプ	エキシマランプ(Xe2, 172nm)	アルゴンプラズマ	大気圧プラズマ
処理時間(排気時間+照射時間)	5分+10分=15分 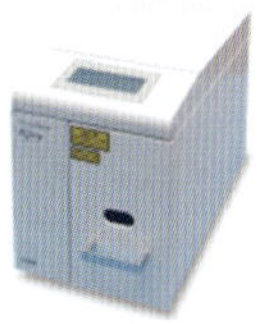	2分+4分=10分 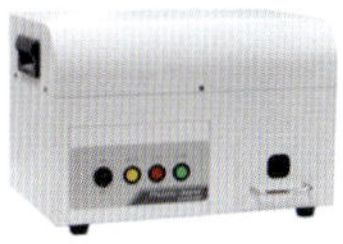	?+5分?=10分? 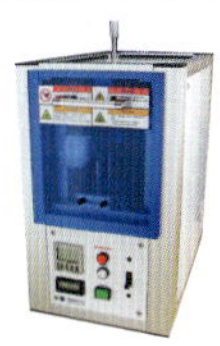	15分 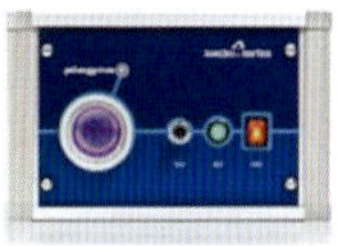	0秒+5秒=5秒 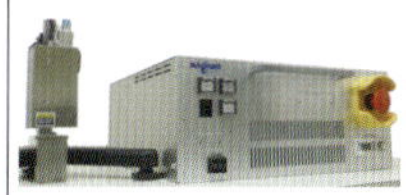

図 62-1 市販(一部試作)の紫外線処理およびプラズマ処理装置(各社のホームページより)

COLUMN 22

紫外線

　紫外線（UV）は，プラズマ放電現象により生じた電子とイオンが各種原子と衝突したときに発生する波長 400nm 以下の電磁波である．

　UV の分類を 22-1 に示す．国際照明委員会（CIE）では，波長によって UV-A（315 〜 400nm），UV-B（280 〜 315nm），UV-C（100 〜 280nm）に分類している．酸化チタン（アナターゼ型）の光触媒反応は 387nm 以下の波長で示すので，UV-A でもこれ以下の波長であれば光触媒効果（97 ページ，COLUMN 21）を発揮する．また，有機化合物の分解は 250nm 付近の波長（UV-C）で加速する．

　最近，低圧水銀ランプを使用して 185nm と 254nm の UV を発生させたり，185nm の波長で空気中の酸素を反応させオゾン化する UVO（ozone）が紹介されている．また，キセノン（Xe）ガスを封入したエキシマランプは，波長 180nm 以下の VUV（真空紫外線）を効率よく放射し，これまでにない化学反応や，早い反応速度を実現する．これらの UV 処理は，酸化チタンの光触媒作用に加えて，オゾンによる強力な酸化作用により，ほぼすべての炭化水素を分解することができ，処理時間の短縮が図られる．

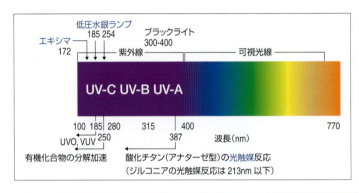

22-1　紫外線の分類と効果

COLUMN 23

低温プラズマ

　プラズマとは電子と陽イオンに分かれた物質の第四の状態をいい（23-1 上），エネルギーの非常に高い状態である．蛍光灯やオーロラは身近にあるプラズマの一つである．低温プラズマは電子温度のみが高いプラズマであり，気体粒子や発生するイオンの温度は室温とほとんど変わらない．

　室温でガスやモノマーに高電圧を印加すると，電離やイオン化が起こり，電子と陽イオンに電離する．これを「低温プラズマ」といい，反応させるガス種によってさまざまな反応が起こり，工業界では表面改質に多用されている．23-1a は反応槽に酸素ガスを添加して生じた酸素プラズマであり，炭化水素の分解と水酸基（OH）を材料表面に導入することができる．23-1b は大気中で直接処理ができる大気圧プラズマであり，主に空気成分中の酸素が反応する．

　低温プラズマ技術の発展は目覚ましく，① 表面汚染層のクリーニング，② 各種官能基の導入，③ 表面濡れ性，表面荷電の制御，④ プラズマ重合による有機質薄膜の形成，⑤ エッチング，Micro-patterning，⑥ 薬物送達システム（DDS，drug delivery system）など，多くの分野への応用が進んでいる．

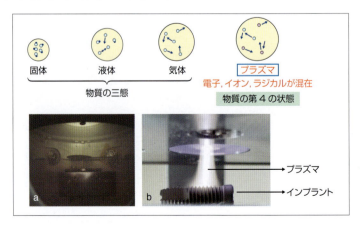

23-1　プラズマ（上）と低温プラズマの例（下，a：酸素プラズマ，b：大気圧プラズマ）

光活性化，超親水性　Chapter 7

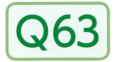　ブラスト＋酸エッチング処理（SLActive）インプラントは，どのようにして作られるのですか？

　窒素雰囲気下でSLA処理（ブラスト＋酸エッチング処理）を施し，ただちに生理食塩液の入ったガラスチューブに入れシールドされる．

　この製造・保存法により，表面の炭素量は減少し，水酸基の量が増す．結果的に，接触角がほぼゼロの超親水性が保たれる[1]．

　まず，酸エッチングにより表面の汚染層が除去され，清浄な表面になったことが原因として考えられる．加えて，ブラスト＋酸エッチング処理で形成された表面形状が相乗的に作用し，超親水性表面を示すと考えられる（SLActiveでみられるナノ構造については，クリニカル編33ページ）．

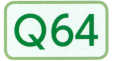　表面形状は超親水性に影響しますか？

　特に粗造化した表面形状（マイクロ＋ナノ構造）は親水性・疎水性に大きく影響する．

　図64-1は表面形状の異なるチタンと，それらに対する純水の接触角を示している．大気1週保存の試料はブラスト＋酸エッチング処理で最も接触角が大きく，疎水性を示して

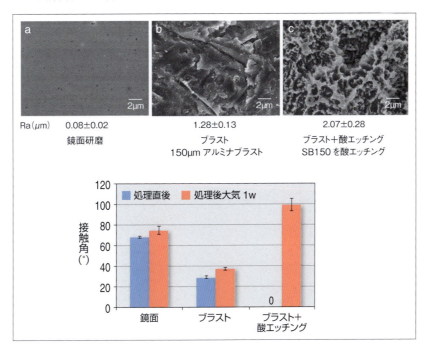

図64-1　表面形状の異なるチタンと，それらに対する純水の接触角（処理直後と処理後大気1週保存）

いる．しかし驚いたことに，処理直後では，ほかの表面形状と異なりブラスト＋酸エッチング処理のみが接触角 0° の超親水性を示している．

この違いは，なぜ生ずるのだろうか．その理由を Wenzel model より考える（図 64-2）[1]．この model は，親水性も疎水性も表面粗さに影響されることを示している．すなわち，表面積が無限大になるような表面形状（フラクタル表面）では，平坦表面で疎水性のとき超疎水性（完全撥水，蓮の葉の上の水玉，左下）に，親水性のときは超親水性になりうる（右上）．ブラスト＋酸エッチング処理では，① 酸処理により表面の清浄化されると同時に，② 「マイクロ＋ナノ構造」が付与されたフラクタル様表面になったため，超親水性を示したと考えられる．

このようにブラスト＋酸エッチング処理は，化学処理（酸処理）により表面汚染物質を取り除き，同時に表面積を大きくするような処理であるため，超親水性を示す．

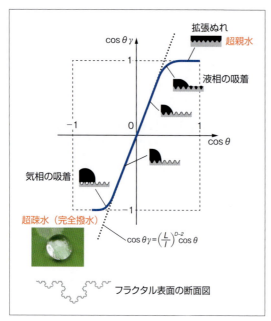

図 64-2　フラクタル様表面では超疎水性（完全撥水，左下）にも超親水性（右上）にもなりうる

Q65 光活性化処理により，なぜ超親水性になるのですか？

A 表面に吸着した疎水性有機物（炭化水素）が分解される効果と，酸化チタン表面に水酸基が導入される効果が相まって，超親水性を発揮する．

図 65-1 は光活性化処理法が表面形状の異なるチタンへの接触角に与える影響を示している（処理直後）．未処理（光活性処理なし）ではブラスト＋酸エッチング処理のみで超親水性を示す．一方，プラズマ（Plasma）と紫外線（UV）処理では，すべての表面形状（鏡面，ブラスト，ブラスト＋酸エッチング処理）で超親水性を示す．

プラズマとUV処理がチタン表面の酸化チタン（TiO₂）に作用する機序を図65-2に示す．UV照射では，光触媒作用によって生じたe⁻（電子）とh⁺（正孔）が空気中の酸素や水と反応を起こし，O₂⁻（スーパーオキサイドアニオン）と・OH（ヒドロキシラジカル）の2種の活性酸素を発生する．プラズマでは，加速電子によって酸素分子の原子間結合が切れ，ラジカル種の原子状酸素O*（活性酸素）種による酸化分解反応が起こる．また，活性状態から基底状態に戻るとき原子の励起エネルギーに対応する波長のUVを放出する．このUVの作用はUV照射と同様である．

以上のように，UV処理とプラズマ処理では本質的に差はなく，発生した活性酸素種により，① 表面に吸着した疎水性有機物（炭化水素）を分解し，また，② 表面に吸着している炭化水素分子や大気中水分子の水素と反応し，表面により多くの水酸基（-OH）を形成する．これらの効果が相乗的に働き，超親水性を発揮する．

UV照射では波長と出力が処理時間に影響し，通常は数分〜数十時間である．一方，プラズマ処理はエネルギーが非常に高いため，きわめて短時間（数秒〜数分）の処理で超親水性表面が得られる．

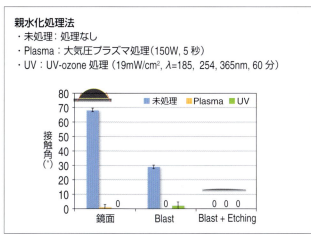

図65-1 光活性化処理法が表面形状の異なるチタンへの接触角に与える影響（処理直後）

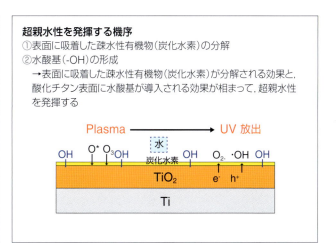

図65-2 低温プラズマと紫外線が酸化チタンに作用する機序

Q66 どうすれば超親水性は維持されますか？

A 物理的（光活性化）処理法および化学的処理法（ブラスト＋酸エッチング処理など）とも，処理後ただちに水環境（純水や生理的食塩水）に保存すれば，超親水性は維持される．

図66-1に表面形状SLAにおける各種表面の保存条件の違いよる接触角の経時的変化を示す．未処理試料（酸処理直後の接触角0°）において，大気中保存では急速に接触角

が大きくなり，7日後で約100°と疎水性表面となり，その後は一定となった．これは汚染によって生ずる．一方，純水中および生理的食塩水保存では，保存後21日においても接触角3°と超親水性が維持された．プラズマおよび紫外線試料（処理直後の接触角0°）においても，大気中保存では急速に親水性が失われたが，純水中や生理的食塩水保存では超親水性は維持された．

以上のごとく，光活性処理や化学処理（ブラスト＋酸エッチング処理）を行い，直ちに水中や生理食塩水に保存すれば，チタン表面は超親水性が持続することがわかる．この原理を利用したSLActiveは，超親水性が保たれる．

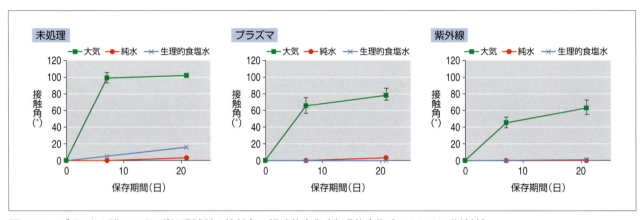

図66-1 ブラスト＋酸エッチング処理試料の接触角の経時的変化（生理的食塩水：0.9%NaCl溶液）

Q67 超親水性と表面の炭化水素，水酸基，表面荷電の関係はどうなっていますか？

A 超親水性処理による超親水性の発現は，表面の炭化水素の分解と水酸基形成量の増加によるものである．表面荷電は，物理的超親水性処理（プラズマ，紫外線処理）により，正（＋）に変化する．

超親水性を示すチタン表面を解析するために，表面のX線光電子分光（XPS）分析を行った．炭素量（図67-1）はブラスト＋酸エッチング処理の大気中保存試料（Air7d）で43at%と多いが，処理直後（Air10min）では18at%と半分以下に減少し，水中保存（DW7d）においても低い状態を維持している．これは，酸エッチング処理により分解除去された炭化水素は，大気中保存では吸着するが，水中保存では吸着しにくいことを意味している．プラズマおよび紫外線（UV）の処理直後では炭素量が少なく，これらの処理によっても炭化水素が分解除去されたと考えられる（ただし，XPS測定中に炭化水素の吸着があるので，炭素量が完全に消失することはない）．

図 **67-2a** はチタン表面の酸素スペクトル（O1s）を示し，酸化チタン（TiO_2）成分と水酸基成分（OH（a），（b））を含む．このスペクトルから，酸化チタン，酸性水酸基（OH（a）），塩基性水酸基（OH（b））の割合を求めたのが図 **67-2b** である．ブラスト＋酸エッチング処理後に大気中保存（Air7d）した試料では酸化チタンが多く水酸基の割合が少ないのに対して，水中保存（DW7d）試料では水酸基の割合が増加しているのがわかる．プラズマおよびUVではこの傾向が顕著になる．

ここで，生体反応に重要な役割をもつ水酸基について考える．一般的に，チタンのオッセオインテグレーションにはチタン表面の酸化物が重要と認識されているが，実際に生体と接するチタン最表層は酸化物以外にも水酸基が相当量存在し，特に，正（＋）に荷電している塩基性水酸基がタンパク質の吸着に重要な役割を果たし，骨芽細胞の増殖と分化に影響することが報告されている[1]．

もし，表面処理により塩基性水酸基が増加したとすると，表面が正に変化することが予想される．事実，酸化チタンのゼータ電位の変化を計測すると（図 **67-3，4**），プラズマやUV処理により酸化チタンの表面電位が正に変化することが確認された（pH ＝ 7.0，赤い破線）[2,3]．この現象は，間接的ではあるが，UV処理によりチタン表面の荷電が正に

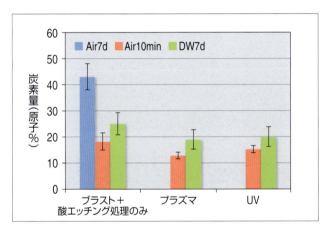

図 **67-1** 各種処理後のチタン表面の炭素量

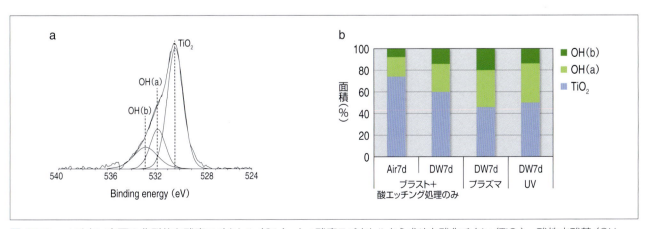

図 **67-2** a：チタン表面の典型的な酸素スペクトル（O1s）．b：酸素スペクトルから求めた酸化チタン（TiO_2），酸性水酸基（OH（a）），塩基性水酸基（OH（b））の面積比（すべてブラスト＋酸エッチング試料）

変化するとの報告と符合している[4]．ただし，表面荷電に関しては，塩基性水酸基との直接的な関係か，酸化チタンも包含しているかは検討の余地がある．

　以上をまとめると，超親水性処理による超親水性の発現は，表面の炭化水素の分解と水酸基形成量の増加によるものである．表面電荷は，物理的超親水性処理により，正（＋）に変化する．

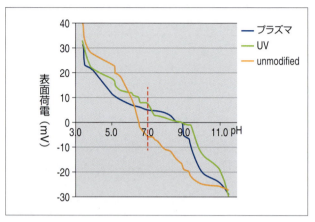

図 67-3　酸化チタンのプラズマ，UV 処理による表面荷電の変化

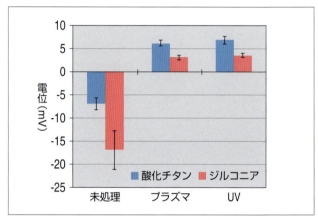

図 67-4　プラズマ，UV 処理による酸化チタンおよびジルコニア（TZP）の電位の変化（pH=7）

Q68　超親水性表面の生体反応はどうですか？

A　物理的処理や化学的処理による超親水性の付与は，血餅形成に寄与するとともに，細胞接着性タンパク質や骨性タンパク質の接着を増進させ，また炎症性サイトカインの凝集を抑制することが報告されている．これらのことから，超親水性表面は創傷治癒を促進する有効な環境を提供し，オッセオインテグレーションや軟組織接着を促進する可能性がある．
また，紫外線処理やプラズマ処理は，活性酸素種により細菌等を不活化することが考えられ，バイオフィルムの形成抑制に寄与することも考えられる．

　超親水化処理はインプラント臨床に有効なツールになると考えられるが，臨床応用における有効性に関してはエビデンスが得られていない．科学的公平性をもって検証し，エビデンスを構築しなければならない．

Chapter 7 光活性化，超親水性

Q69 超親水性表面へのタンパク質やサイトカインの吸着はどうですか？

A 超親水性表面は正負に荷電した水酸基量が増加し，細胞接着性タンパク質や骨関連タンパク質の吸着を促進しやすい（図69-1）．超親水性表面はインプラント埋入初期において，血小板の吸着，細胞接着性タンパク質の吸着を促進し，細胞接着に大きな影響を与えることが報告されている．

図69-2はチタンへの接着性タンパク質（フィブロネクチン）と骨関連ケモカインCXCL12（SDF-1，間質細胞由来因子-1）の吸着量に対する親水化処理（プラズマ，紫外線，NaOH）の影響をみたものである[1]．フィブロネクチン，CXCL12とも，親水化処理を施すことにより特異的吸着が増加した．特異的吸着はタンパク質のコンフォーメーションの乱れを低減した状態での吸着状態であるので，この結果は生体内で起こる現象に近いと考えられる．

図69-3は接触角の異なる表面で骨芽細胞を培養した30分後の走査型電子顕微鏡写真である．接触角が106°（疎水性）では細胞は紡錘形であり接着性が悪い．一方，接触角

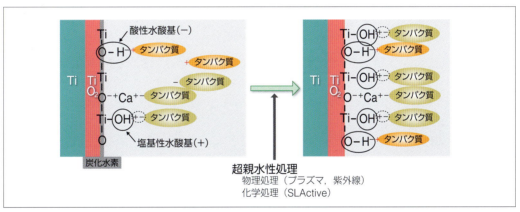

図69-1 超親水性処理によるタンパク質吸着の変化

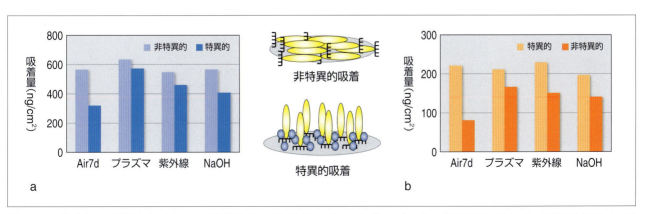

図69-2 親水化処理を施したチタンへの接着性タンパク質（フィブロネクチン，a），および骨関連ケモカインCXCL12（SDF-1，間質細胞由来因子-1）の吸着量（b）．a，bともに10分後

が0°（超親水性）では細胞はよく伸展し，良好な接着を示している．この理由を探るために，接触角を変化させた試料上で，リン酸緩衝液にフィブロネクチンとアルブミンを同時に添加してこれらのタンパク質の競争的吸着特性を調べた（図 69-4a）[2,3]．フィブロネクチン吸着量は接触角が大きくなる（疎水性）と減少し，接触角が小さくなる（親水性）と増加した．一方，アルブミンは接触角が小さいと吸着量が少なく，接触角80°で最大となった．また，これらの表面での骨芽細胞様細胞（MC3T3-E1）の接着数とタンパク質吸着量の関係をみてみると（図 69-4b），細胞接着数はフィブロネクチンの吸着量と比例して上昇したが，アルブミンの吸着量が少ない表面で細胞接着数は増加した．すなわち，培養液や体液には細胞接着因子フィブロネクチンと細胞接着阻害因子アルブミンが共存しているが，親水性表面ではフィブロネクチンが優先的に吸着して細胞接着を促進し，疎水性表面ではアルブミンが優先的に吸着して細胞接着を阻害する．このように，親水性表面，特に超親水性表面は細胞接着を促進すると考えられる．

超親水性表面は，インプラント埋入後の創傷の治癒過程にも影響する．炎症期の反応について，オゾンUV処理（UVO）にて親水性を付与したチタンインプラントと，補体活性化能を有するIgGをコートしたチタンインプラントを比較した[4,5]．その結果，炎症性のマーカーであるTNF-αとIL-1βの発現はIgGコート表面で大きく，UVO処理表面で小さくなった．一方，骨形成マーカーBMP-2とオステオカルシンの発現はUVO処理表面で大きくなった．このことから，チタンインプラントが血液中の血漿成分と接触したとき，補体C3bの吸着が親水化処理により減衰することがインプラント埋入初期の炎症性サイトカインの発現を減弱させ，その後の骨形成に大きな影響を及ぼすと考えられる．

また，酸素プラズマで処理された表面は，照射後長時間にわたって線維芽細胞成長因子（FGF-2）を産生しつづけることが確認されており，親水化処理により血管新生が亢進することも考えられる[6]．さらに，骨髄中で間葉系幹細胞をインプラント側へ遊走する役割があるといわれるケモカインCXCL12は，超親水処理表面で特異的に吸着することが確かめられている[7]．

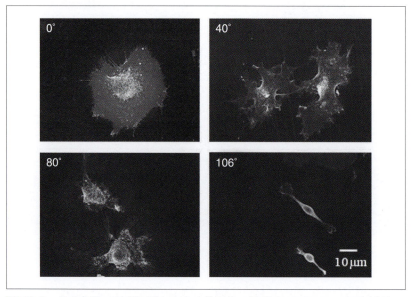

図 69-3　骨芽細胞の接着形態に与える接触角の影響（MC3T3-E1，細胞播種30分後）

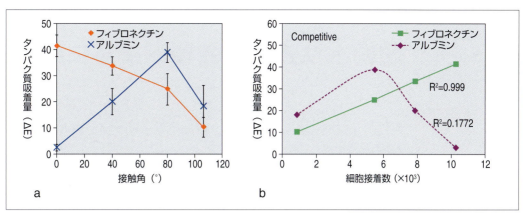

図 69-4 接触角（濡れ性）がタンパク質吸着と細胞初期接着に与える影響

Q70 超親水性表面への骨反応はどうですか？

A 超親水性インプラントは初期の骨反応を亢進することが確かめられている．

　親水化処理が骨形成に与える効果については，in vitro, in vivo 試験共に多くの報告があるので，詳細は文献に譲る[1〜4]．超親水性インプラント SLActive は，in vitro 試験では SLA インプラントより骨芽細胞の初期接着（3時間まで）が大きく，骨分化マーカー（ALP 活性，オステオカルシンなど）の発現量も多い．われわれの MC3T3-E1 を用いた研究では，ブラスト＋酸エッチング処理して大気中に保存した試料（チタンおよびジルコニア）に対し，超親水性を示す表面（ブラスト＋酸エッチング処理して水中に保存した試料，プラズマ処理試料，紫外線処理試料）は細胞接着，増殖，ALP 活性とも有意に大きな値を示した[5,6]．

　In vivo 試験においても，SLActive インプラントは骨接触率（BIC）がビーグル犬埋入2週間で SLA インプラントより有意に大きくなるとの報告が多い．また，TiO_2 コートインプラントに紫外線照射すると超親水性を示し，フィブロネクチンの吸着が著しく増加，また，イヌ下顎へ埋入により骨接触率が有意に増加した[7]．臨床報告では，初期安定性の指標である ISQ 値（Implant Stability Quotient Value）の向上を認めるが，インプラント残存率や骨吸収程度は SLA インプラントと差が見られない．なお，BIC が 100％ になることは，埋入時が骨基質のみの場所ではないので，理論上はありえない．たとえ埋入時に骨基質のみの場所だとしても，BIC100％ は接触している骨基質の改造（リモデリング）が行われない病的な状態と考えられ，力学的応答を含めて再検討が必要である．

　In vitro/in vivo 研究をまとめると，超親水性インプラントは初期の骨反応を亢進することが確かめられている．一方，ヒトを対象にした臨床実験は報告が少なく，確固たるエビデンスは得られていない．

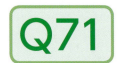

超親水性表面は軟組織接着に影響しますか？

超親水性処理により，上皮細胞の接着促進や良好な軟組織接着が報告されている．

In vitro 試験では，プラズマ処理による親水化処理表面でケラチノサイト HaCaT 細胞の増殖が[1]，紫外線照射により human periodontal ligament fibroblasts（HPLFs）の増殖が促進されたことが[2] 報告されている．

また，ジルコニアに対する超親水化処理がヒト口腔ケラチノサイトの初期接着に及ぼす影響を調べた研究では[3]，上皮細胞の接着構造であるヘミデスモソームの構成タンパク質であるラミニンγ_2とインテグリンβ_4のmRNAの発現，細胞の接着および伸展，細胞骨格の発達程度ともプラズマ処理群で高いことが明らかとなっている（図71-1〜4）．これはジルコニアとチタンの光触媒作用の違いにあると考えられる．チタンではTiO_2のバンドギャップが3.2eV（波長387nmに相当）であり，UV-Aの紫外線でも光触媒作用を発揮する．しかし，ジルコニアではZrO_2のバンドギャップが5.82eV（波長213nmに相当）であり，UV-Cでも光触媒作用を起こさない．一方，低温プラズマの電子エネルギーは7〜13eV（波長95〜177nmに相当）であり，ジルコニアでも光触媒作用が起こる．

表面形状の異なったチタンインプラントへ酸処理によって親水性を付与し，未処理のインプラントと比較した *in vivo* 試験では，親水性インプラントは良好な軟組織接着性を示し，その効果は表面形状の違いより大きかったことが報告されている[4]．

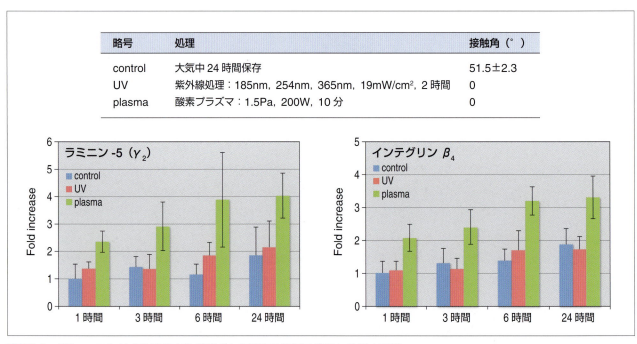

図71-1　ジルコニアに対する超親水性処理が上皮細胞の遺伝子発現に及ぼす影響

光活性化，超親水性 Chapter 7

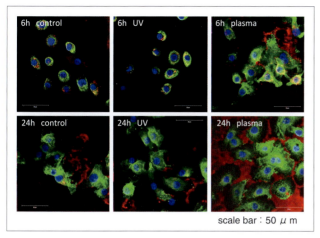

図 71-2 ジルコニア上でのヒト口腔ケラチノサイトのラミニンγ₂とインテグリンβ₄の分布（CLSM）
青：核，赤：ラミニンγ₂，緑：インテグリンβ₄

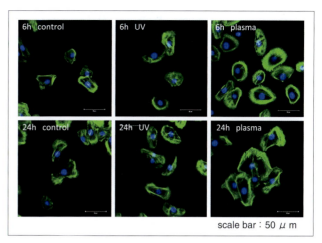

図 71-3 ジルコニア上でのヒト口腔ケラチノサイトのアクチン線維の走行（CLSM）
青：核，緑：アクチン

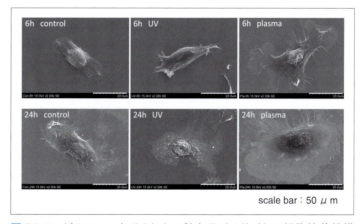

図 71-4 ジルコニア上でのヒト口腔ケラチノサイトの細胞接着状態（SEM）

Q72 光触媒作用による超親水性表面は，細菌付着や抗菌性に影響しますか？

A 光触媒作用による殺菌効果が期待される．

　光触媒作用は細菌付着抑制に有効に作用することが予想される．紫外線照射により表面エネルギーが大きくなり（濡れ性が増加し），口腔内細菌の付着が抑制されたこと[1]が，ヘリウムガスを使用した大気圧プラズマ照射により活性酸素種が発生し，口腔内細菌の殺菌効果を発揮したこと[2]が報告されている．一方，酸処理により親水化を施した表面上での歯周病原菌の付着特性は，菌種，親水性の有無によって影響を受けるが一定の傾向は示さない，と報告されている[3]．

Chapter 8 骨補填材（基礎編）

Q73 骨増生法には，どのような骨移植材が使われていますか？

A 自家骨，同種骨（他家骨），異種骨，人工骨（代用骨）があるが，骨補填材には人工骨（代用骨）が主に使用される（表73-1）．

吸収した顎堤とそれに隣接する上顎洞などの存在は，長期安定したインプラント治療にとって障害となることから，移植材などの使用によりさまざまな骨増生法が提案されている．インプラント治療で使用する骨増生用移植材料は，形状がブロック，細片状，顆粒状があり，それぞれ使用目的にあわせて使い分ける．なお，骨補填材は骨移植材と同義であるが，一般的には骨補填材は自家骨，同種骨（他家骨）を含まないことが多い．したがって，ここでは自家骨，同種骨については述べない．

異種骨はタンパク質を除去しミネラル成分のみを残した動物の骨で，諸外国では脱タンパク質牛骨の顆粒（バイオオス）が用いられているが，わが国では歯周組織再生治療材料の一つとして厚生労働省の認可を受けているものの，骨幅，骨の高さの獲得を目的とした骨増生材では未承認である．

人工骨（代用骨）は，骨の類似成分であるハイドロキシアパタイトやβ-TCP（リン酸三カルシウム）などからなり，ブロック・顆粒形状やペースト性状などが製品化されている．人工骨には，骨芽細胞による骨形成と破骨細胞による吸収などの骨代謝を阻害しない特徴がある．今後，細胞・成長因子・足場材料の3つの因子の働きを促進することのできる材料設計，さらに，手術に適した操作性などの機能を兼ね備えることが求められる（125〜127ページ，付表）．

表73-1 インプラント治療で用いる骨増生用移植材（2015年11月現在）

	原材料	吸収性	骨芽細胞	病原性や抗原性に対する安全	特徴	薬事承認（歯科）
自家骨		吸収性	○	○	粉砕皮質骨，海綿骨は吸収が速い	
同種骨（他家骨）	ヒト脱灰凍結乾燥骨，DFDBA	非吸収性	ー	ー		未承認
異種骨	天然HA（牛骨由来）	非吸収性	ー	△	骨の構造を温存	未承認
	天然HA（牛骨由来）＋アテロコラーゲン	非吸収性	ー	△	骨の構造を温存	インプラントでは未承認
人工骨（代用骨）	合成HA	非吸収性	ー	○	半年〜1年で破骨細胞により吸収	一部インプラントで承認
	合成HA+β-TCP	非吸収性	ー	○		未承認
	β-TCP	吸収性	ー	○		一部インプラントで承認

（日本口腔インプラント学会編．口腔インプラント治療指針2016）

Q74 骨増生を成功させる要素は何ですか？

A 組織の再生は，「細胞」「生理活性物質」「スキャフォールド」の3大要素を機能的に組み合わせることによって達成される（図74-1）．

生体外で組織を形成する概念はLangerとVacantiによって提唱され，ティッシュエンジニアリング（生体組織工学）と呼ばれている[1]．

細胞とは，再生させたい組織を構成する細胞に分化できる細胞であり，骨組織の再生であれば骨芽細胞に分化できる間葉系幹細胞などの骨原性細胞である．生理活性物質（シグナル分子）は細胞の増殖や分化を制御する分子であり，骨再生にはBMP-2が代表的である．スキャフォールド（足場）は，細胞が接着して増殖，分化を達成するための場（ニッチ）を提供するための物質である．

自家骨はこれら3要素のうち，少なくとも生理活性物質とスキャフォールドを含んでおり，場合によっては細胞も含む．一方，異種骨，人工骨（代用骨）は主にスキャフォールドとして機能するが，そこから溶出するイオンや薬剤は，間接的に細胞を活性化する生理活性物質として機能することもある．

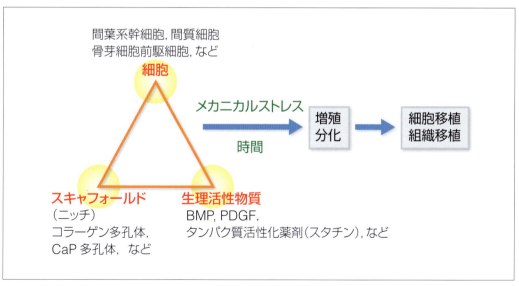

図 74-1　ティッシュエンジニアリングによる顎骨再生（例）

COLUMN 24

上顎洞底挙上術（サイナスフロアエレベーション）

　上顎洞底挙上術（maxillary sinus floor elevation）は，上顎洞が歯槽頂に近接している場合に，上顎洞粘膜と上顎洞底部骨の間にスペースを作り，インプラント体埋入に必要な骨組織を増大させる方法である．挙上術には，上顎骨外側壁から上顎洞に到達する方法をサイナスリフト（側方アプローチ），埋入窩から上顎洞に到達する方法をソケットリフト（垂直アプローチ，歯槽頂アプローチ）がある．そのスペースには自家骨や代用骨などを移植するのが一般的である．

　本法をヒトに応用した臨床研究によると，細胞増殖マーカーのPCNA（増殖性細胞核抗原）陽性細胞が比較的早い時期から確認され，骨新生が長期間にわたり活発に行われていることが確認されている．このような骨形成量や形成された新生骨の骨質および成熟度の検討結果から，61～90日経過後の比較的早い時期からインプラント体の埋入が可能と推測されている[1]．

　最近，移植材料を用いない方法が提案され，上顎洞炎などの合併症もなく簡便であることから，臨床成績が良好であるとの報告がある[2]．

　本法における骨新生の機序には，上顎洞膜近傍の骨膜に存在する間葉系幹細胞（MSCs）が重要な役割を果たすことが報告されている．洞粘膜は組織学的に線毛円柱上皮と上皮下結合組織からなり，洞壁既存骨の表面を覆う数層の骨膜と接触している．サイナスリフトで洞粘膜を挙上すると，この骨膜も付随して挙上されることから，新生骨形成が骨膜に由来する可能性が考えられている．また，基底部の骨由来，あるは血管を介して由来した細胞であるとも考えられている[3]．

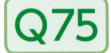
骨再生用の細胞には，何が利用されますか？

自家骨に含まれる骨原性細胞などの間葉系幹細胞が，主に利用される．

　骨再生の細胞源としては骨髄や骨膜から採取した自己の間葉系幹細胞，間質細胞，骨芽細胞前駆細胞などの骨原性細胞が利用される．また，血管新生には骨髄間質細胞に含まれる間葉系幹細胞が利用される．これらの細胞は自家骨を含む生体骨の下顎骨，腸骨，脛骨の骨髄中に存在することから，自家骨移植には必要な細胞が含まれていることになる[1]．

　間葉系幹細胞を使ったティッシュエンジニアリングは，従来の自家骨移植の欠点を補うとされる．しかし，細胞を再生医療で使用するためには，細胞の品質を厳密に管理できる施設（cell processing center, CPC）で行うことが義務づけられている．個々の患者から採取した細胞を体外で増殖させるために人手が必要であり，自己の培養細胞を用いる再生医療はコストが高い．

骨伝導と骨誘導

「骨伝導（osteoconductive）」は，骨組織に存在する主に骨芽細胞の増殖やコラーゲン線維の合成を刺激し，新たな骨組織が形成されることをいう．骨形成を促進する作用は，骨組織中に限られる．代表的な骨伝導性材料としては，無機成分からなるハイドロキシアパタイトを始めとしたリン酸カルシウムや有機成分からなるコラーゲンがある．

「骨誘導（osteoinductive）」は，骨形成細胞が生理的には存在しない組織（異所性組織）において，周囲細胞（主に未分化な間葉系細胞）を骨芽細胞に分化させることによって新たな骨組織が形成されることをいい，BMPは骨誘導能をもつとされる．

Q76 生理活性物質には，何がありますか？

A 細胞の増殖，分化を促進するタンパク質があり，多血小板血漿にはこれらのタンパク質が含まれる．また，生理活性物質（シグナル分子）の発現を増加させる薬剤も利用される．

　骨増生を行うには，細胞の増殖と骨原性細胞から骨芽細胞への分化が必要である．これにはBMP（骨誘導タンパク質），TGF-β（トランスフォーミング増殖因子-β），VEGF（血管内皮細胞成長因子），PDGF（血小板由来成長因子）などが関与する．また，血管新生には間葉系幹細胞から血管内皮細胞への分化が必要であり，FGF（線維芽細胞増殖因子），上皮細胞増殖因子（EGF），VEGF，PDGF，TGF-βなどが促進因子に挙げられている．

　しかし，以上の生理活性物質を使用して骨増生を行うためには，抗原性の問題と，ミリグラム単位のリコンビナントタンパク質が必要であり，コストの問題から歯科での臨床応用は広まっていない．

　代わりに，多血小板血漿（platelet rich plasma，PRP）注入療法を用いた骨増生法が用いられている．血小板にはFGF，EGF，VEGF，PDGF，TGF-βが多く含まれることから，血小板を濃縮したPRPの使用は骨増生に有利である．PRPを凝固させるために自己血由来のトロンビンや血清が用いられている．

　さらに，これらの生理活性物質の発現を促進するタンパク質活性化薬剤（スタチンなど）が，抗原性とコストの問題が回避されることから，その利用が検討されている．

COLUMN 25

成長因子増強基質

　生理活性タンパク質と骨伝導性基質を組み合わせた複合材料が，骨誘導型の骨補填材として開発され，今後の展開が待たれる（*25-1*）．

25-1 成長因子増強基質

商品名	メーカー	組成
GEM21S	BioMimetic Therapeutics, USA	rh-PDGF-BB[*]，β-TCP
INFUSE® Bone Graft	Medtronic, USA	rhBMP2，コラーゲン
CowellBMP	Cowellmedi, 韓国	BMP-2，β-TCP, HA

[*]組換えヒト血小板由来成長因子

Q77 スキャフォールドの役割は何ですか？用いられる材料には何がありますか？

A 骨移植材（骨補填材）はスキャフォールドとしての役割をもち，以下の性質が要求される．
① 場の確保（再生スペース，他の組織の侵入阻止，血管侵入；図 77-1）
② 再生組織の形態決定（力学的性質；図 77-2）
③ 細胞の増殖と分化のための足場，細胞接着（図 77-3）
④ 薬物送達システム（DDS）の機能（生理活性物質や薬剤の担持と徐放；図 77-4, 5）

　スキャフォールド用材料には，リン酸カルシウム（HA，β-TCP など），天然高分子（コラーゲン，ゼラチン，アルジネート，絹フィブロイン，ペプチドハイドロゲル，ヒアルロン酸，キチン・キトサン），合成高分子（ポリ乳酸，ポリグリコール酸，ポリカプロラクトン），金属（チタンメッシュ）などが利用されている．また，リン酸カルシウム・コラーゲン複合体も利用されている（表 77-1）．これらのうち，ポリ乳酸，ポリグリコール酸，およびそれらの共重合体は，生体吸収性を活かして縫合糸としても使用されている．

表 77-1　スキャフォールドの種類

	長所	短所
リン酸カルシウム		
ハイドロキシアパタイト（HA）	細胞親和性大，強度中	非吸収性，脆い
β-TCP	細胞親和性大，吸収性	強度小，脆い
天然高分子		
コラーゲン	細胞親和性大，親水性	強度小，吸収性制御困難
ゼラチン	細胞親和性大，等電点制御	強度小，溶解性大
ペプチドハイドロゲル	抗原性小	
アルジネート	成形性	吸収速度小，細胞親和性小
絹フィブロイン	細胞親和性大，強度大	吸収性制御困難
ヒアルロン酸	細胞親和性大，保水性	
キチン・キトサン	生分解性，細胞接着性	
合成高分子		
ポリ乳酸（PLA）	強度中，吸収速度中	疎水性
ポリグリコール酸（PGA）	強度大	吸収速度小，疎水性
PLA・PGA 共重合体	強度中，吸収速度制御可	
ポリカプロラクトン（PLC）	軟らかい，吸収速度中	吸収速度小，疎水性
金属		
チタンスキャフォールド	強度大	非吸収性

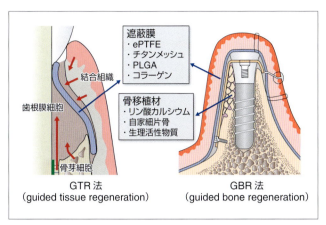

図 77-1　スキャフォールドの役割① 場の確保
再生スペース，他の組織の侵入阻止，血管侵入

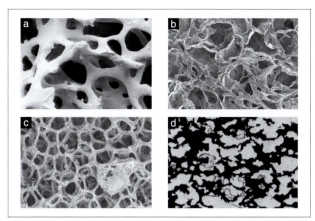

図 77-2　スキャフォールドの役割② 再生組織の形態決定
a：海綿骨，b：PLGA 多孔体，c：チタンコーティング・カーボン発泡体，d：チタン繊維スキャフォールド（断面）

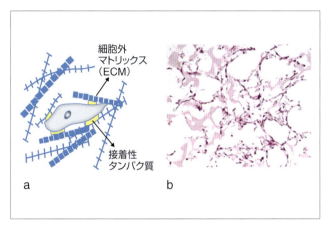

図 77-3　スキャフォールドの役割③ 細胞の増殖と分化のための足場，細胞接着
a：接着性タンパク質（フィブロネクチンなど）を介した細胞と細胞外マトリックス（コラーゲンなど）の接着機構
b：コラーゲンスキャフォールド（ピンク）に接着した骨芽細胞（小豆色）

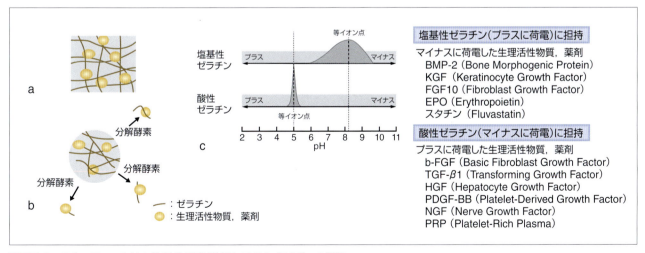

図 77-4　スキャフォールドの役割④ 薬物送達システム（DDS）の機能
例1：ゼラチンの等電点を利用した生理活性物質や薬剤の DDS（Tanabe ほか，2012[1]）をもとに作成）
a：ゼラチンと生理活性物質や薬品が静電的相互作用により結合
b：生体埋植後，コラゲナーゼなどの分解酵素によって分解され，生理活性物質や薬品が徐放
c：ゼラチンの等イオン点を利用した生理活性物質，薬剤の担持

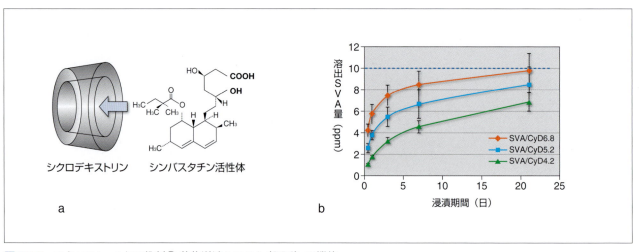

図 77-5 スキャフォールドの役割④ 薬物送達システム（DDS）の機能
例2：シクロデキストリン（CyD）を利用したシンバスタチン活性体（SVA）のDDS（Yoshinariほか，2007[2]）をもとに作成）
a：CyDは内側に疎水基をもち，標的薬物との疎水性結合により薬剤を包接する（取り込む）．SVAのカルボキシ基（COOH）は，pH依存的に解離度が変化し，CyDとの疎水性結合に影響する
b：SVA-CyD複合体からのSVAの溶出挙動（数字はpH）

COLUMN 26

水晶振動子マイクロバランス法（26-1）

　水晶振動子マイクロバランス（Quartz Crystal Microbalance，QCM）は，水晶振動子（sensor crystal）の振動数が極微小の質量変化に応答して変化することを利用し，気相中および液相中においてナノグラム（ng）オーダーの質量変化をリアルタイムに検出することが可能な高感度検出デバイスである．タンパク質の吸着現象を解明するのに適している．

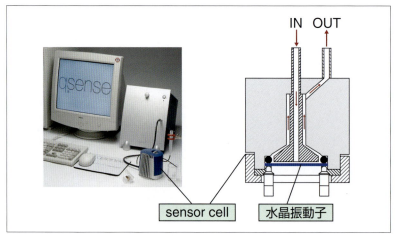

26-1 水晶振動子マイクロバランス

骨補填材（基礎編） Chapter 8

COLUMN 27

X線光電子分光，電子線マイクロアナライザー

　X線光電子分光（X-ray Photoelectron Spectroscopy, XPS, ESCA）は，X線を試料に照射し，発生した光電子のエネルギーや強度を測定して，固体表面のナノメーターオーダーの深さの元素，化合物を同定する表面分析装置である．一般的に使用されている固体表面分析装置の特徴を **27-1** に示すが，X線光電子分光（XPS）分析（表の赤字）は，生体あるいは材料の表面分析，特に数原子オーダーの極表面の分析を特徴としている．また，ピーク分離による官能基の判定も可能であることから，生体組織と材料の界面反応や接着性の解析に利用されている．

　電子線マイクロアナライザー（Electron probe Micro Analyzer, EPMA）は，電子線を試料に照射し，発生した特性X線を利用して，試料の元素分析を行う装置である．**27-2** に金属アレルギー研究に利用されているEPMA分析の例を示す．

27-1 固体表面分析装置の特徴

名称（略号）	得られる情報	分析面積	分析深さ
電子線マイクロアナライザー （EPMA，XMA）	元素 （定性，定量，分布）	＞1μm	約1μm
X線回折 （XRD）	化合物 （結晶性物質）	＞30μm コリメータ	＞50nm （薄膜）
フーリエ変換赤外線分光 （FT-IR）	官能基 （分子の振動，回転）	＞5μm （顕微）	30nm〜1μm
X線光電子分光 （XPS）	元素，化学状態 （エネルギーシフト）	＞数mm	数nm

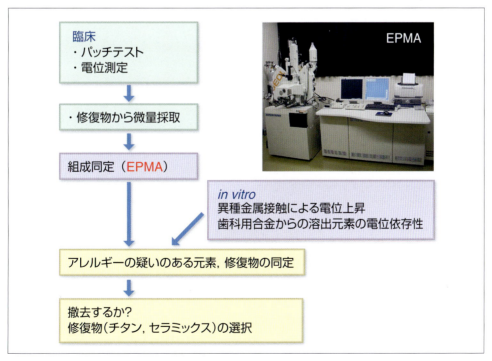

27-2 EPMA分析による金属アレルギーへの対処

COLUMN 28

インプラントでは冷たさや温かさを感じるか？

　チタンは冷たさや温かさを感じやすい材料である．熱伝導率をみると，金属材料は最も熱伝導率が大きく，セラミック，レジン，エナメル質，象牙質などは小さい値を示している．チタンは金合金の1/20の熱伝導率だが，生体組織よりはるかに大きく，冷たさや温かさを感じやすい材料と言える．

COLUMN 29

チタンネックレスの効果は疑問

　チタンを使ったネックレスを磁気チタンネックレスなどと称し，肩こりに効くなどの宣伝で市販されている．ホームページには，「水溶化メタル技術により，チタンをナノレベルで水中に分散し」「繊維の1本1本にチタンを浸透させることが可能となりました」「心身を本来のリラックス状態へとサポートします」などとあり，この水溶化メタル技術（アクアチタン）の効果に関しては報告がある[1]．

　この点については，「金属チタンは水には溶解しない」という報告もある．厳密にはごく微量溶解するが，きわめて小さなスケールでの話である．しかし，「ハロゲン化・スルホン化させたチタン化合物」や「チタンに有機物を配位させた，有機チタン化合物」は水や有機溶媒に溶けることが知られており，こうしたものを水溶性チタンと呼ぶ．水溶性チタンの一部は医療で用いられているが，その場合，注射等で血液中に投与しなければならない．ネックレスの水溶性チタンはどうやって血液中に溶けるのだろうか…．また，生体電流というのはたしかに存在するが（脳から筋肉などへの命令などに起因するもの），それを金属が整流するなどということは到底できない．精神的な満足感というのは馬鹿にはできないため，まったく無意味とは言わないが，少なくとも水溶性チタンと肩こりの因果関係は全くない．

　以上の報告を勘案すると，水溶化メタル技術（アクアチタン）が存在したとしても，それをネックレスなどに応用し，生体電流をコントロールするのは至難の業と考えられる．ましてや，チタンは特別な磁性を示さない．

COLUMN 30

火葬するとインプラントはどうなる？

　火葬の温度は約1000℃〜1100℃である（**30-1**の赤線）．金合金のようにその温度よりも溶融点の低い物質（金合金など）は溶けるが，それより高い物質は残る．したがって，チタンインプラントは溶融せずに残る．また，レジンは100℃付近で軟化した後，焼失する．ダイヤモンド（炭素）は溶融点は高いのだが，大気中では酸素と反応して焼失してしまう．

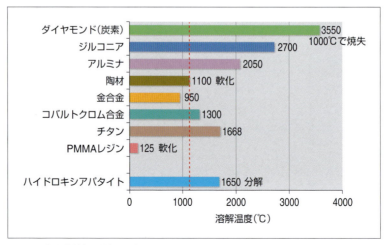

30-1　主な材料の溶解温度

付表

◆ インプラント体・アバットメント連結の関連用語

用語	英語	同義語	類義語
インプラント体-アバットメント界面	abutment-implant interface	アバットメント-インプラント体界面	abutment fixture junction (AFJ)
エクスターナルコネクション	external connection	エクスターナルジョイント	
インターナルコネクション	internal connection	インターナルジョイント	インターナルバッドジョイント
テーパージョイント	tapered joint	モーステーパー	インターナルテーパージョイント
エクスターナルヘキサゴン	external hex	外部六角	
マイクロギャップ	microgap	微小間隙	
マイクロムーブメント	micromovement	微小動揺	
微小漏洩	microleakage	マイクロリーケージ	

本書では口腔インプラント学学術用語集 第3版(口腔インプラント学会編,医歯薬出版,2014)で規定されている用語を採用する.

◆ 歯冠修復用セラミックス材料

一般名称	代表的商品名	主成分	成形法	曲げ強さ (MPa)	弾性係数 (GPa)	硬さ (Hv)
陶材	VitaVM, Vintage, Cerabien	長石 K_2O (Na_2O)·Al_2O_3·$6SiO_2$	築盛・焼成	70〜90	60〜100	500〜600
キャスタブルセラミックス	Dicor, OCC	陶材にマイカなどを分散	鋳造	100〜150	50〜80	300〜600
加圧成形用セラミックス	IPS e. maxPress	ニケイ酸リチウム	加圧成形	350〜390	90〜100	500〜600
ガラス浸透	In-Ceram Alumina (Zirconia)	アルミナ,ジルコニア,ランタンシリケート	耐火模型・焼成	350〜700	〜280	〜1,100
Y-TZP	Cercon, Katana	ジルコニア,イットリア	CAD/CAM・焼成	900〜1,800	200〜210	1,200〜1,400
Ce-TZP/Al_2O_3 ナノ複合体	NanoZR	ジルコニア,セリア,アルミナ	CAD/CAM・焼成	1,200〜1,500	240〜250	1,100〜1,200

陶材を積層したTZPの陶材チッピングはTZP近傍の陶材内で起こることを述べたが,曲げ強さ,弾性係数からも推察できる.すなわち,TZPと陶材を比較すると,曲げ強さ,弾性係数とも陶材がはるかに小さい.このことから積層材では,弾性係数が小さく(たわみやすく),しかも弱い陶材に応力が集中し,陶材から破壊が起こる.

◆ インプラント用セラミックス材料

分類	組成	曲げ強さ (MPa)	弾性係数 (GPa)
生体不活性 (Bioinert)			
アルミナ多結晶	Al_2O_3	370	370
アルミナ単結晶	Al_2O_3	1270	390
ジルコニア	ZrO_2 (Y-TZP, Ce-TZP)	900〜1800	200〜230
ガラス状炭素	C	70〜200	17〜27
生体活性 (Bioactive)			
ハイドロキシアパタイト	$Ca_{10}(PO_4)_6(OH)_2$	80〜250	35〜120
β型リン酸三カルシウム	$β\text{-}Ca_3(PO_4)_2$	110〜170	33〜100
Bioglass	$Na_2O\text{-}CaO\text{-}SiO_2\text{-}P_2O_5$	70	
結晶化ガラス	$Na_2O\text{-}CaO\text{-}SiO_2\text{-}P_2O_5\text{-}CaF_2$	140〜200	100
硬組織			
ヒト骨皮質骨		30〜190	10〜18
ヒト骨海綿骨		0.4	0.1〜3.0
ヒト歯エナメル		3〜13	40〜60
ヒト歯デンチン		6〜16	12〜18

付図　物理的性質，機械的性質（代表値）

◆ 密度 (g/cm³)

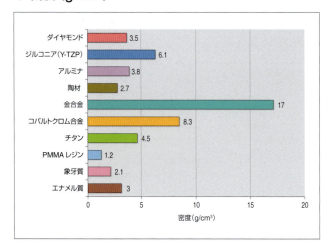

◆ 弾性係数（弾性率，ヤング率；GPa）

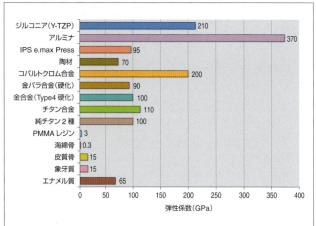

◆ 硬さ（ビッカース）

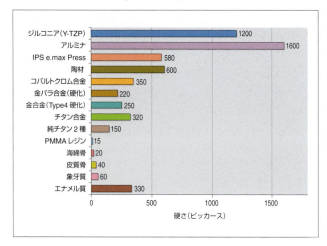

◆ 曲げ強さ（MPa）

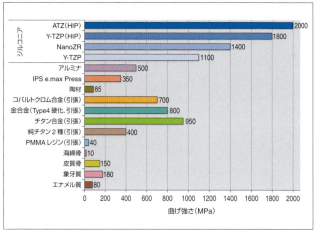

付表　骨補填材

◆ 骨増生用移植材（代表例）

分類	高度管理医療機器名	製品名	メーカー	組成	気孔径（µm）	気孔率（％）	圧縮強さ（MPa）	形状，特徴
人工骨（骨補填材）非吸収性リン酸カルシウム（HA）	人工骨インプラント	ネオボーン	コバレントマテリアル エム・エム・ティー	HA	150～	72～78	>8	顆粒（2種類），多孔体
		アパセラム-AX	HOYA	HA		82.5±5.5	0.7	顆粒，ブロック，マクロ気孔とマイクロ気孔
		ボーンタイト	HOYA	HA				顆粒
		ボンフィル	HOYA	HA	90, 200, 300	60, 70		ブロック，多孔体
		オステオグラフトS(-D)	HOYA，京セラ	HA		40	15	顆粒，多孔体
		ボーンセラムK	オリンパステルモ	HA				ブロック，緻密体
		ボーンセラムP	オリンパステルモ	HA	50～300			ブロック，顆粒，多孔体
		リジェノス	クラレ	HA		75	配向方向14 垂直方向2	ブロック，顆粒，配向連通多孔体
		セラタイト（セラフォーム）	日本特殊陶業NTK	HA, β-TCP	大気孔170（連通気孔径60）	大気孔50	大気孔多孔体15	ブロック，顆粒（大気孔多孔体，多孔体）
人工骨（骨補填材）吸収性リン酸三カルシウム（β-TCP）	吸収性骨再生用材料	オスフェリオン	オリンパステルモ	β-TCP	100～400	73～82	0.9	顆粒，ブロック，マクロ気孔とマイクロ気孔
		アフィノス	クラレ	β-TCP				連通孔が一方向に配向，骨補填材内部まで，生体組織が侵入しやすい構造
		スーパーポア	HOYA	β-TCP	100～300 +0.5～10	65～80	1.5～15	顆粒，ブロック，三重気孔構造（低気孔率，高気孔率タイプ）
		アローボーンβ-メディカル	ブレーンベース	β-TCP				ブロック，顆粒
		βボーン60	カタリメディック	β-TCP				ブロック，顆粒
		メディボーン	カタリメディック	β-TCP				ブロック，顆粒
		骨補填材Ostinato	カタリメディック	β-TCP				ブロック，顆粒
	吸収性歯科用骨再建インプラント材	オスフェリオンDENTAL	オリンパステルモ	β-TCP	100～400	73～82	0.9	顆粒
		アローボーンβ-デンタル	ブレーンベース	β-TCP		70～84	>1	顆粒
		セラソルブM	白鵬	β-TCP		65	0.1	顆粒
異種骨	非吸収性骨再生用材料	ガイストリッヒ バイオオス（Bio-Oss）	Geistlich, スイス	HA		50％以上	0.9MPa以上	顆粒，ウシ骨が原料，ガンマ線滅菌
リン酸カルシウム・コラーゲン複合体	コラーゲン使用人工骨	リフィット	HOYA	HA, コラーゲン	100～500	95		ブロック，低結晶性HA：80wt%，コラーゲン：20wt%
		ボーンジェクト	高研，オリンパステルモ	HA, コラーゲン				牛骨由来HAとアテロコラーゲン溶液を混合(3:2)，コラーゲンの粘着性により顆粒体一塊
		Bio-Oss Collagen	Geistlich, スイス	HA, コラーゲン				ブロック
リン酸カルシウム骨ペースト（セメント）	人工骨インプラント	バイオペックス-R	HOYA	α-TCP, DCPD, OCP			>40 (24h)	ペースト，コンドロイチン硫酸エステルナトリウム，HAとなり硬化
		セラペースト（セラフィット，セラタッチ）	日本特殊陶業NTK	DCPD, TeCP			>30 (24h)	ペースト，デキストラン硫酸エステルナトリウム，HAとなり硬化

◆ その他の組織再生用スキャフォールド材料（代表例）

分類	高度管理医療機器名	製品名	メーカー	組成	形状，特徴
生体高分子	吸収性歯周組織再生用材料	ガイストリッヒ バイオガイド	Geistlich，スイス	コラーゲン	ブタ由来
		バイオメンド吸収性コラーゲンメンブレン	白鵬，Zimmer	コラーゲン	ウシ由来
		コーケンティッシュガイド	高研，オリンパステルモ	コラーゲン	アテロコラーゲン
	コラーゲン使用人工皮膚	ペルナック	グンゼ	コラーゲン	アテロコラーゲンスポンジと外部からの感染を防止するシリコーンフィルムの2層からなる
		インテグラ真皮欠損用グラフト	センチュリーメディカル	コラーゲン	内層はコラーゲンとグリコサミノグリカン（コンドロイチン-6-硫酸）との架橋結合からなる
		テルダーミス	オリンパステルモ	コラーゲン	アテロコラーゲン
	コラーゲン使用吸収性局所止血材	テルプラグ	オリンパステルモ	コラーゲン	アテロコラーゲン
合成高分子	吸収性歯周組織再生用材料	ジーシーメンブレン	GC	PLGA	ポリ乳酸/グリコール酸共重合体　PLGA
	吸収性組織補強材	ネオベール	グンゼ	PGA	吸収性縫合補強材
	吸収性体内固定用ネジ，プレート	スーパーフィクソーブ30	タキロン	HA，PLLA	生体内吸収性骨接合材
		グランドフィックス	グンゼ	PLLA	生体吸収性骨片接合材料
	非吸収性歯周組織再生用材料	ゴアテックス GTR メンブレン	Gore	PTFE	ePTFE（延伸加工　四フッ化エチレン）
		Cytoplast Ti-250 titanium	Osteogenics	PTFE+Ti	チタンフレームを内装したePTFE，厚さ250μm
金属（チタンメッシュプレート）	体内固定用プレート	メッシュプレート	ライビンガー	Ti	
		湾曲メッシュ	バイオラックスメディカルデバイス	Ti	
		チタンプレートシステム	ハンス・ハーマン	Ti	
		ウルトラフレックスメッシュプレート	京セラ，ネクスト21	Ti	
金属（チタンスキャフォールド）		ツェレッツ（zellez）	ハイレックスコーポレーション	Ti	チタン繊維の不織布からなる三次元培養用スキャフォールド
天然リン酸カルシウム		プロオステオン 200	Biomet Spine, USA	HA	顆粒，サンゴ（炭酸カルシウム）を水熱処理してHA薄層を形成，気孔径425-1000μm
		FRIOS Algipore (C-Graft)	DENTSPLY，ドイツ	HA	顆粒，石灰藻を水熱処理した多孔質ハイドロキシアパタイト
成長因子増強基質		GEM21S	BioMimetic Therapeutics, USA	rh-PDGF-BB, β-TCP	rhPDGF（組換えヒト血小板由来増殖因子）含有β-TCP
		INFUSE® Bone Graft	Medtronic, USA	rhBMP2，コラーゲン	rhBMP2+ コラーゲン
		CowellBMP	Cowellmedi，韓国	BMP-2, β-TCP, HA	rhBMP2 コーティング β-TCP/HA
炭酸アパタイトコーティング材		TFLEAD-Cap	TFTECH，日本	Carbonate Apatite	炭酸アパタイト薄膜形成用分子プレカーサー液
人工ペプチドハイドロゲル		PuraMatrix	3-D Matrix	アミノ酸	天然の細胞外マトリックス（ECM）に似た微細構造（ナノファイバー）
細胞シート回収用器材		UpCell	CellSeed	温度応答性ポリマー PIPAAm	疎水性（細胞接着表面）から親水性（細胞遊離表面）に変化することにより無傷な細胞シート状を回収

◆ 医療機器承認番号（医04 整形用品）

分類	製品名	医療機器承認番号	歯科承認
人工骨（骨補填材） 非吸収性リン酸カルシウム（HA）	ネオボーン	21500BZZ00315000	21500BZZ00315000
	アパセラム -AX	21800BZZ10055000	
	ボーンタイト	16000BZZ01857000	16000BZZ01857000
	ボンフィル	16200BZZ01425000	
	オステオグラフト S (-D)	22200BZX00860A01	
	ボーンセラム K	20600BZZ00403000	
	ボーンセラム P	16200BZZ01201000	
	リジェノス	22100BZX00818000	
	セラタイト（セラフォーム）	20100BZZ01573000	
人工骨（骨補填材） 吸収性リン酸三カルシウム（β-TCP）	オスフェリオン	20700BZZ00418000	
	アフィノス	22600BZX00536000	
	スーパーポア	22200BZX00652000	
	アローボーンβ - メディカル	22800BZX00010000	
	βボーン 60	22500BZX00021A02	
	メディボーン	22200BZX00902A03	
	骨補填材 Ostinato	22200BZX00902A02	
	オスフェリオン DENTAL		22700BZX00221000
	アローボーンβ - デンタル		22500BZX00553000
	セラソルブ M		22400BZX00002000
異種骨	ガイストリッヒ バイオオス		22300BZI00026000 （2011 年 12 月 6 日）
リン酸カルシウム・コラーゲン複合体	リフィット	22400BZX00222000	
	ボーンジェクト		20500BZZ00485000
リン酸カルシウム骨ペースト（セメント）	バイオペックス -R	21300BZZ00274000	
	セラペースト（セラフィット，セラタッチ）	21700BZZ00231000	
生体高分子	ガイストリッヒ バイオガイド		22500BZI00003000
	バイオメンド吸収性コラーゲンメンブレン		21100BZY00280000
	コーケンティッシュガイド		20700BZZ00369000
	ペルナック	20500BZZ00501000	
	インテグラ真皮欠損用グラフト	22000BZY00020000	
	テルダーミス	20400BZZ00406000	
	テルプラグ		20900BZZ00646000
合成高分子	ジーシーメンブレン		20700BZZ00204000
	ネオベール	20400BZZ00322000	
	スーパーフィクソーブ 30	21500BZZ00473000	
	グランドフィックス	20600BZZ00666A01	
	ゴアテックス GTR メンブレン		発売終了
金属（チタンメッシュ・メンブレン）	メッシュプレート	16200BZY01088000	
	湾曲メッシュ	22600BZX00272000	
	チタンプレートシステム	21100BZY00400000	
	ウルトラフレックスメッシュプレート	22500BZX00458000	

注1： アパセラム -AX，リフィット，オステオグラフト S-D は，適用対象を医科分野に限定しない形（歯科を除外しない形）で認可を取得しており，許認可上，歯科で使用可能である．
注2： この欄に記載のない製品でも，歯科での使用が可能なものがある．

文 献

Q5
1) Sicilia A, et al. Titanium allergy in dental implant patients: a clinical study on 1500 consecutive patients. Clin Oral Implants Res. 2008；19（8）：823-835.
2) Foti B, et al. Polymetallism and osseointegration in oral implantology: pilot study on primate. J Oral Rehabil. 1999；26（6）：495-502.
3) Souza JC, et al. Do oral biofilms influence the wear and corrosion behavior of titanium? Biofouling. 2010；26（4）：471-478.

Q8
1) 木村英一郎ほか．フッ化物入りペーストがチタンの耐食性に与える影響．日口腔インプラント誌．2014；27：54-60.
2) 中川雅春．インプラント体の表面性状と表面構造をどう考えるか－チタンとフッ素の関係．日本歯科評論．2012；72(12)：29-34.

COLUMN 7
1) 遠藤英昭．ヒト歯肉溝および歯周ポケット内のpHとpO2．日歯周誌 1983；25：688-708.
2) 藤川謙次ほか．歯周ポケット滲出液中のpHに関する研究－pHメーターの検討およびその測定値と臨床所見，細菌叢との関係－．日歯周誌．1989；31（1）：241-248.
3) Eggert FM, et al. The pH of gingival crevices and periodontal pockets in children, teenagers and adults. Arch Oral Biol. 1991；36（3）：233-238.
4) Harada R, et al. Influence of sulfide concentration on the corrosion behavior of titanium in a simulated oral environment. Mater Sci Eng C Mater Biol Appl. 2016；62：268-273.
5) 的野良就ほか．擬似バイオフィルムが付着したチタンおよびチタン合金の腐食に及ぼすフッ素の影響．補綴誌．2004；48 第112回特別号：73.
6) 五味由季子ほか．各種フッ素含有歯磨剤および試作フッ素未含有歯磨剤のチタン表面粗さに与える影響．日歯周誌．2014；56：49-56.
7) 渡部 茂．唾液と口腔内pH－緩衝能の正しい理解．J Health Care Dent．2010；12：25-31.
8) Hata S, et al. Biochemical mechanisms of enhanced inhibition of fluoride on the anaerobic sugar metabolism by Streptococcus sanguis. J Dent Res. 1990；69（6）：1244-1247.
9) Punnia-Moorthy A. Evaluation of pH changes in inflammation of the subcutaneous air pouch lining in the rat, induced by carrageenan, dextran and Staphylococcus aureus. J Oral Pathol. 1987；16（1）：36-44.
10) 齋藤 寛．ネコの実験的歯肉炎に伴う歯周ポケット内pHの動態とその病理組織学的研究．Jpn J Oral Biol．1988；30：508-523.
11) Percival SL, et al. The effects of pH on wound healing, biofilms, and antimicrobial efficacy. Wound Repair Regen. 2014；22（2）：174-186.
12) Roberts G, et al. The wound milieu in venous ulcers-further observations. Wound Repair Regen. 2006；14：A23.
13) Mettraux GR, et al. Oxygen tension (pO2) in untreated human periodontal pockets. J Periodontol. 1984；55（9）：516-521.
14) Nakagawa M, et al. Effects of fluoride and dissolved oxygen concentrations on the corrosion behavior of pure titanium and titanium alloys. Dent Mater J. 2002；21（2）：83-92.
15) Barros RN, de Gouvêa CV. Prophylactic agents and bacterial adherence to titanium. Clin Oral Implants Res. 2011；22（11）：1221-1226.
16) Arita NK, et al. Plasma-based fluorine ion implantation into dental materials for inhibition of bacterial adhesion. Dent Mater J. 2006；25（4）：684-692.
17) Yoshinari M, et al. Influence of surface modifications to titanium on antibacterial activity in vitro. Biomaterials. 2001；22（14）：2043-2048.
18) Farley JR, et al. Fluoride directly stimulates proliferation and alkaline phosphatase activity of bone-forming cells. Science. 1983；222（4621）：330-332.
19) Berglundh T, et al. Bone healing at implants with a fluoride-modified surface: an experimental study in dogs. Clin Oral Implants Res. 2007；18（2）：147-152.

Q10
1) Mu Y, et al. Metal ion release from titanium with active oxygen species generated by rat macrophages in vitro. J Biomed Mater Res. 2000；49（2）：238-243.

Q11
1) Mu Y, et al. Metal ion release from titanium with active oxygen species generated by rat macrophages in vitro. J Biomed Mater Res. 2000；49（2）：238-243.

COLUMN 8
1) Keller JC, et al. In vitro osteoblast responses to cpTi and Ti-6Al-4V alloy. ASTM Special Technical Publication, 1996；

319-331.
2) Zreiqat H, Howlett CR. Titanium substrata composition influences osteoblastic phenotype: In vitro study. J Biomed Mater Res. 1999；47（3）：360-366.
3) Osathanon T, et al. Ti-6Al-7Nb promotes cell spreading and fibronectin and osteopontin synthesis in osteoblast-like cells. J Mater Sci Mater Med. 2006；17（7）：619-625.
4) Palmquist A, et al. Morphological studies on machined implants of commercially pure titanium and titanium alloy (Ti6Al4V) in the rabbit. J Biomed Mater Res B Appl Biomater. 2009；91（1）：309-319.
5) Saulacic N, et al. Bone apposition to a titanium-zirconium alloy implant, as compared to two other titanium-containing implants. Eur Cell Mater. 2012；23：273-286；discussion 286-288.
6) Yoo D, et al. Surface characterization and in vivo evaluation of dual Acid-etched and grit-blasted/acid-etched implants in sheep. Implant Dent. 2015；24（3）：256-262.

Q14
1) Yamazoe M. Study of corrosion of combinations of titanium/Ti-6Al-4V implants and dental alloys. Dent Mater J. 2010；29（5）：542-553.

Q15
1) Kitamura M, et al. Microstructure and bioresorbable properties of α-tcp ceramic porous body fabricated by direct casting method. Materials Transactions. 2004；45（4）：983-988.
2) Suzuki Y, et al. Appositional bone formation by OCP-collagen composite. J Dent Res. 2009；88（12）：1107-1112.
3) Kamakura S, et al. Octacalcium phosphate combined with collagen orthotopically enhances bone regeneration. J Biomed Mater Res B Appl Biomater. 2006；79（2）：210-217.

Q17
1) Seshima H, et al. Control of bisphosphonate release using hydroxyapatite granules. J Biomed Mater Res B Appl Biomater. 2006；78（2）：215-221.

COLUMN 10
1) Watson JD, Crick FH. Molecular structure of nucleic acids; a structure for deoxyribose nucleic acid. Nature. 1953；171（4356）：737-738.

COLUMN 12
1) Yoshinari M. Ion beam techniques for thin calcium phosphate coating production. In：Thin calcium phosphate coatings for medical implants（León B, Jansen J ed）. Springer, 2009；157-174.
2) Hirota M, et al. Hydroxyapatite coating for titanium fibre mesh scaffold enhances osteoblast activity and bone tissue formation. Int J Oral Maxillofac Surg. 2012；41（10）：1304-1309.

Q18
1) Ioku Y, et al. Effect of β-tricalcium phosphate and porous hydroxyapatite bone substitutes on bone regeneration in alveolar bone defects around dental implants. J Osaka Dental University. 2015；49（1）：69-84.
2) 菅原明喜．骨再生のテクノロジー．ゼニス出版，2011．

Q19
1) 望月久子ほか．破骨細胞直下の酸環境モデルにおける各種人工骨補填材料の溶解挙動．日口腔インプラント誌．2015；28（1）：46-52.
2) Doi Y, et al. Osteoclastic responses to various calcium phosphates in cell cultures. J Biomed Mater Res. 1999；47（3）：424-433.
3) 土井　豊．炭酸含有アパタイトバイオセラミックス．日歯理工誌．2014；33（1）：65-71.

COLUMN 13
1) 石灰化機構．松本歯科大学大学院硬組織研究グループ．硬組織研究ハンドブック．松本歯科大学出版会，2008；36-37.

COLUMN 14
1) Ikoma T, et al. Microstructure, mechanical, and biomimetic properties of fish scales from Pagrus major. J Struct Biol. 2003；142（3）：327-333.

Q22
1) Piconi C, Maccauro G. Zirconia as a ceramic biomaterial. Biomaterials. 1999；20（1）：1-25.
2) 木口賢紀ほか．ジルコニア結晶の強弾性ドメインスイッチングに及ぼす応力，温度の影響．日本セラミックス協会学術論文誌．1996；104（6）：529-534.

Q24
1) Chevalier J. What future for zirconia as a biomaterial? Biomaterials. 2006；27（4）：535-543.

Q25
1) Takano T, et al. Fatigue strength of Ce-TZP/Al2O3 nanocomposite with different surfaces. J Dent Res. 2012；91（8）：800-804.
2) Iijima T, et al. Influence of surface treatment of yttria-stabilized tetragonal zirconia polycrystal with hot isostatic pressing on cyclic fatigue strength. Dent Mater J. 2013；32（2）：274-280.

Q26
1) ISO 14801；2007 Dentistry-Implants-Dynamic fatigue test for endosseous dental implants.
2) Koyama T, et al. Cyclic fatigue resistance of yttria-stabilized tetragonal zirconia polycrystals with hot isostatic press processing. Dent Mater J. 2012；31（6）：1103-1110.

Q28
1) Brunette DM. The effects of implant surface topography on the behavior of cells. Int J Oral Maxillofac Implants. 1988；3（4）：231-246.
2) Inoue T, et al. Effect of the surface geometry of smooth and porous-coated titanium alloy on the orientation of fibroblasts in vitro. J Biomed Mater Res. 1987；21（1）：107-126.
3) Martin JY, et al. Effect of titanium surface roughness on proliferation, differentiation, and protein synthesis of human osteoblast-like cells（MG63）. J Biomed Mater Res. 1995；29（3）：389-401.
4) Rovensky YA, et al. Behaviour of fibroblast-like cells on grooved surfaces. Exp Cell Res. 1971；65（1）：193-201.

Q29
1) Wennerberg A, Albrektsson T. Suggested guidelines for the topographic evaluation of implant surfaces. Int J Oral Maxillofac Implants. 2000；15（3）：331-344.
2) Wennerberg A, Albrektsson T. Effects of titanium surface topography on bone integration：a systematic review. Clin Oral Implants Res. 2009；20 Suppl 4：172-184.
3) Wennerberg A, Albrektsson T. On implant surfaces：a review of current knowledge and opinions. Int J Oral Maxillofac Implants. 2010；25（1）：63-74.

Q35
1) Boehm HP. Acidic and basic properties of hydroxylated metal oxide surfaces. Discuss Faraday Soc. 1971；52：264-275.

Q37
1) Brånemark PI. Osseointegration and its experimental background. J Prosthet Dent. 1983；50（3）：399-410.
2) Hansson HA, et al. Structural aspects of the interface between tissue and titanium implants. J Prosthet Dent. 1983；50（1）：108-113.
3) Zarb GA, Albrektsson T. Consensus report：towards optimized treatment outcomes for dental implants. J Prosthet Dent. 1998；80（6）：641.

COLUMN 17
1) Sennerby L, et al. Structure of the bone-titanium interface in retrieved clinical oral implants. Clin Oral Implants Res. 1991；2（3）：103-111.

Q40
1) Hansson HA, et al. Structural aspects of the interface between tissue and titanium implants. J Prosthet Dent. 1983；50（1）：108-113.
2) Ayukawa Y. et al. An ultrastructural study of the bone-titanium interface using pure titaniumcoated plastic and pure titanium rod implants. Acta Histochem Cytochem. 1996；29（3）：243-254.
3) Takeshita F, et al. Long-term evaluation of bone-titanium interface in rat tibiae using light microscopy, transmission electron microscopy, and image processing. J Biomed Mater Res. 1997；37（2）：235-242.
4) Ayukawa Y, et al. An immunoelectron microscopic localization of noncollagenous bone proteins（osteocalcin and osteopontin）at the bone-titanium interface of rat tibiae. J Biomed Mater Res. 1998；41（1）：111-119.

Q41
1) 塙　隆夫, 太田　守. チタンの生体適合性. 金属. 1991；61：16-21.
2) Watanabe K, et al. Surface analysis of commercially pure titanium implant retrieved from rat bone. Part 1：initial biological response of sandblasted surface. Dent Mater J. 2009；28（2）：178-184.

Q43
1) Omar O, et al. Integrin and chemokine receptor gene expression in implant-adherent cells during early osseointegration. J Mater Sci Mater Med. 2010；21（3）：969-980.
2) Omar O, et al. In vivo gene expression in response to anodically oxidized versus machined titanium implants. J Biomed Mater Res A. 2010；92（4）：1552-1566.
3) Omar O, et al. The correlation between gene expression of proinflammatory markers and bone formation during

osseointegration with titanium implants. Biomaterials. 2011；32（2）：374-386.
4) Lin Z, et al. Gene expression dynamics during bone healing and osseointegration. J Periodontol. 2011；82（7）：1007-1017.

Q45
1) Ikeda H, et al. Difference in penetration of horseradish peroxidase tracer as a foreign substance into the peri-implant or junctional epithelium of rat gingivae. Clin Oral Implants Res. 2002；13（3）：243-251.
2) 下野正基．新編 治癒の病理．医歯薬出版，2011；336-340．
3) 熱田 生．インプラント周囲における上皮封鎖性はどこまでわかっているか？ 歯界展望．2015；123（3）：476-480．
4) Cochran DL, et al. Biologic width around titanium implants. A histometric analysis of the implantogingival junction around unloaded and loaded nonsubmerged implants in the canine mandible. J Periodontol. 1997；68（2）：186-198.
5) Canullo L, Rasperini G. Preservation of peri-implant soft and hard tissues using platform switching of implants placed in immediate extraction sockets：a proof-of-concept study with 12- to 36-month follow-up. Int J Oral Maxillofac Implants. 2007；22（6）：995-1000.
6) 後藤哲哉．インプラントと口腔周囲組織－生物学的幅径を考える－．顎顔面インプラント誌．2014；13（4）：245-252．

Q46
1) Atsuta I, et al. Changes in the distribution of laminin-5 during peri-implant epithelium formation after immediate titanium implantation in rats. Biomaterials. 2005；26（14）：1751-1760.
2) Atsuta I, et al. Ultrastructural localization of laminin-5（gamma2 chain）in the rat peri-implant oral mucosa around a titanium-dental implant by immuno-electron microscopy. Biomaterials. 2005；26（32）：6280-6287.
3) Makabe Y, et al. Comparison of gene expression in peri-implant soft tissue and oral mucosal tissue by microarray analysis. Int J Oral Maxillofac Implants. 2015；30（4）：946-952.
4) Mori G, et al. The genes Scgb1a1, Lpo and Gbp2 characteristically expressed in peri-implant epithelium of rats. Clin Oral Implants Res. 2016；27（12）：e190-e198.

Q48
1) Baharloo B, et al. Substratum roughness alters the growth, area, and focal adhesions of epithelial cells, and their proximity to titanium surfaces. J Biomed Mater Res A. 2005；74（1）：12-22.
2) Furuhashi A, et al. The difference of fibroblast behavior on titanium substrata with different surface characteristics. Odontology. 2012；100（2）：199-205.
3) Kokubu E, et al. Modulation of human gingival fibroblast adhesion, morphology, tyrosine phosphorylation, and ERK 1/2 localization on polished, grooved and SLA substratum topographies. J Biomed Mater Res A. 2009；91（3）：663-670.
4) Yamano S, et al. Early peri-implant tissue reactions on different titanium surface topographies. Clin Oral Implants Res. 2011；22（8）：815-819.

Q49
1) Yoshinari M, et al. Effects of multi-grooved surfaces on fibroblast behavior. J Biomed Mater Res. 2003；65A：359-368.

COLUMN 20
1) 髙橋 由．Laser-Lok® インプラント・アバットメントの臨床応用．インプラントジャーナル．2015；62：29-48．
2) Nevins M, et al. Human histologic evidence of a connective tissue attachment to a dental implant. Int J Periodontics Restorative Dent. 2008；28（2）：111-121.
3) Schwarz F, et al. Impact of implant-abutment connection and positioning of the machined collar/microgap on crestal bone level changes：a systematic review. Clin Oral Implants Res. 2014；25（4）：417-425.

Q50
1) Shiraiwa M, et al. A study of the initial attachment and subsequent behavior of rat oral epithelial cells cultured on titanium. J Periodontol. 2002；73（8）：852-860.
2) Welander M, et al. The mucosal barrier at implant abutments of different materials. Clin Oral Implants Res. 2008；19(7)：635-641.
3) Nothdurft FP, et al. Differential behavior of fibroblasts and epithelial cells on structured implant abutment materials：A comparison of materials and surface topographies. Clin Implant Dent Relat Res. 2015；17（6）：1237-1249.

Q51
1) Wei J, et al. Adhesion of mouse fibroblasts on hexamethyldisiloxane surfaces with wide range of wettability. J Biomed Mater Res B Appl Biomater. 2007；81（1）：66-75.

Q52
1) Tamura RN, et al. Coating of titanium alloy with soluble laminin-5 promotes cell attachment and hemidesmosome assembly in gingival epithelial cells：potential application to dental implants. J Periodontal Res. 1997；32（3）：287-294.
2) El-Ghannam A, et al. Laminin-5 coating enhances epithelial cell attachment, spreading, and hemidesmosome assembly

on Ti-6A1-4V implant material in vitro. J Biomed Mater Res. 1998；41（1）：30-40.
3) Park JC, et al. Effects of extracellular matrix constituents on the attachment of human oral epithelial cells at the titanium surface. Int J Oral Maxillofac Implants. 1998；13（6）：826-836.
4) Hayakawa T, et al. Direct attachment of fibronectin to tresyl chloride-activated titanium. J Biomed Mater Res A. 2003；67（2）：684-688.
5) Hayakawa T, et al. Cell-adhesive protein immobilization using tresyl chloride-activation technique for the enhancement of initial cell attachment. J Oral Tissue Engin. 2004；2：14-24.
6) Hayakawa T, et al. Collagen nanofiber on titanium or partially stabilized zirconia by electrospray deposition. J Hard Tissue Biology. 2010；19：5-12.
7) Kokubun K, et al. Motif-programmed artificial extracellular matrix. Biomacromolecules. 2008；9（11）：3098-3105.
8) Sano K, Shiba K. A hexapeptide motif that electrostatically binds to the surface of titanium. J Am Chem Soc. 2003；125（47）：14234-14235.
9) Sano K, et al. Specificity and biomineralization activities of Ti-binding peptide-1（TBP-1）Langmuir. 2005；21（7）：3090-3095.

Q53
1) Urushibara Y, et al. An analysis of the biofilms adhered to framework alloys using in vitro denture plaque models. Dent Mater J. 2014；33（3）：402-414.

Q54
1) Al-Ahmad A, et al. In vivo study of the initial bacterial adhesion on different implant materials. Arch Oral Biol. 2013；58（9）：1139-1147.
2) Lorenzetti M, et al. The influence of surface modification on bacterial adhesion to titanium-based substrates. ACS Appl Mater Interfaces. 2015；7（3）：1644-1651.
3) Quirynen M, et al. The influence of sur face-free energy on supra- and subgingival plaque microbiology. An in vivo study on implants. J Periodontol. 1994；65（2）：162-167.
4) Quirynen M, Bollen CM. The influence of surface roughness and surface-free energy on supraand subgingival plaque formation in man. A review of the literature. J Clin Periodontol. 1995；22（1）：1-14.
5) Bollen CM, et al. The influence of abutment surface roughness on plaque accumulation and periimplant mucositis. Clin Oral Implants Res. 1996；7（3）：201-211.
6) Charalampakis G, et al. Effect of cleansing of biofilm formed on titanium discs. Clin Oral Implants Res. 2015；26（8）：931-936.
7) Badihi Hauslich L, et al. The adhesion of oral bacteria to modified titanium surfaces：role of plasma proteins and electrostatic forces. Clin Oral Implants Res. 2013；24 Suppl A100：49-56.
8) Yoshinari M, et al. Influence of surface modifications to titanium on oral bacterial adhesion in vitro. J Biomed Mater Res. 2000；52（2）：388-394.

Q55
1) 天野敦雄，雫石 聡．プラーク形成－唾液タンパク質の分子レベルでのかかわり．歯界展望．1996；87：217-227.
2) 中村菜穂子．補綴材料への口腔内細菌の吸着に関する実験的研究．歯科学報．1995；95（4）：375-389.
3) Badihi Hauslich L, et al. The adhesion of oral bacteria to modified titanium surfaces：role of plasma proteins and electrostatic forces. Clin Oral Implants Res. 2013；24 Suppl A100：49-56.
4) Kinnari TJ, et al. Bacterial adherence to titanium surface coated with human serum albumin. Otol Neurotol. 2005；26（3）：380-384.
5) Carlén A, et al. Bacteria-binding plasma proteins in pellicles formed on hydroxyapatite in vitro and on teeth in vivo. Oral Microbiol Immunol. 2003；18（4）：203-207.
6) Nakagawa I, et al. Inhibitory effects of Porphyromonas gingivalis fimbriae on interactions between extracellular matrix proteins and cellular integrins. Microbes Infect. 2005；7（2）：157-163.

Q56
1) Yoshinari M, et al. Influence of surface modifications to titanium on oral bacterial adhesion in vitro. J Biomed Mater Res. 2000；52（2）：388-394.
2) Egawa M, et al. In vitro adherence of periodontopathic bacteria to zirconia and titanium surfaces. Dent Mater J. 2013；32（1）：101-106.
3) Barros RN, de Gouvêa CV. Prophylactic agents and bacterial adherence to titanium. Clin Oral Implants Res. 2011；22（11）：1221-1226.
4) Nurhaerani, et al. Plasma-based fluorine ion implantation into dental materials for inhibition of bacterial adhesion. Dent Mater J. 2006；25（4）：684-692.
5) Yoshinari M, et al. Influence of surface modifications to titanium on antibacterial activity in vitro. Biomaterials. 2001；22（14）：2043-2048.

COLUMN 20
1) Yoshinari M, et al. Prevention of biofilm formation on titanium surfaces modified with conjugated molecules comprised of antimicrobial and titanium-binding peptides. Biofouling. 2010；26（1）：103-110.

Q57

1) 江黒 徹ほか．チタンの親水性に及ぼす表面形状と表面化学修飾の影響．日口腔インプラント誌．2011；24（2）：215-224．
2) 松﨑紘一ほか．市販チタンインプラントの表面性状に及ぼす大気圧プラズマ処理の効果．日口腔インプラント誌．2014；27（4）：528-540．
3) Hayakawa T, et al. Characterization and protein-adsorption behavior of deposited organic thin film onto titanium by plasma polymerization with hexamethyldisiloxane. Biomaterials. 2004；25（1）：119-127.
4) Yoshinari M, et al. Immobilization of fibronectin onto organic hexamethyldisiloxane coatings with plasma surface modification- Analysis of Fibronectin adsorption using quartz crystal microbalance-dissipation technique-. J Oral Tissue Engin. 2004；1（1）：69-79.
5) Yoshinari M, et al. Oxygen plasma surface modification enhances immobilization of simvastatin acid. Biomed Res. 2006；27（1）：29-36.
6) Kokubu E, et al. Behavior of rat periodontal ligament cells on fibroblast growth factor-2-immobilized titanium surfaces treated by plasma modification. J Biomed Mater Res A. 2009；91（1）：69-75.
7) Wei J, et al. Adhesion of mouse fibroblasts on hexamethyldisiloxane surfaces with wide range of wettability. J Biomed Mater Res B Appl Biomater. 2007；81（1）：66-75.
8) Wei J, et al. Influence of surface wettability on competitive protein adsorption and initial attachment of osteoblasts. Biomed Mater. 2009；4（4）：045002.
9) Miura T, et al. Change in zeta potential with physicochemical treatment of surface of anatase-form titania particles. J Oral Tissue Engin. 2011；9（2）：64-70.
10) Miura T, et al. Ultraviolet irradiation alters adsorption behavior of albumin and lysozyme on titania particles. J Oral Tissue Engin. 2012；9（3）：147-151.
11) Watanabe H, et al. Change in surface properties of zirconia and initial attachment of osteoblastlike cells with hydrophilic treatment. Dent Mater J. 2012；31（5）：806-814.
12) Noro A, et al. Influence of surface topography and surface physicochemistry on wettability of zirconia (tetragonal zirconia polycrystal). J Biomed Mater Res B Appl Biomater. 2013；101（2）：355-363.
13) Kobune K, et al. Influence of plasma and ultraviolet treatment of zirconia on initial attachment of human oral keratinocytes：expressions of laminin γ 2 and integrin β 4. Dent Mater J. 2014；33（5）：696-704.
14) Yamamura K, et al. Influence of various superhydrophilic treatments of titanium on the initial attachment, proliferation, and differentiation of osteoblast-like cells. Dent Mater J. 2015；34（1）：120-127.

COLUMN 21

1) Fujishima A, Honda K. Electrochemical photolysis of water at a semiconductor electrode. Nature. 1972；238（5358）：37-38.

Q58

1) Lausmaa J, et al. Surface spectroscopic characterization of titanium implant materials. Applied Surface Science. 1990；44（2）：133-146.
2) Mouhyi J, et al. An XPS and SEM evaluation of six chemical and physical techniques for cleaning of contaminated titanium implants. Clin Oral Implants Res. 1998；9（3）：185-194.
3) Att W, et al. Time-dependent degradation of titanium osteoconductivity：an implication of biological aging of implant materials. Biomaterials. 2009；30（29）：5352-5363.
4) Hayashi R, et al. Hydrocarbon deposition attenuates osteoblast activity on titanium. J Dent Res. 2014；93（7）：698-703.

Q59

1) Vezeau PJ, et al. Effects of multiple sterilization on surface characteristics and in vitro biologic responses to titanium. J Oral Maxillofac Surg. 1996；54（6）：738-746.
2) 松﨑紘一ほか．市販チタンインプラントの表面性状に及ぼす大気圧プラズマ処理の効果．日口腔インプラント誌．2014；27（4）：528-540．

Q60

1) 松﨑紘一ほか．市販チタンインプラントの表面性状に及ぼす大気圧プラズマ処理の効果．日口腔インプラント誌．2014；27（4）：528-540．

Q61

1) Fujishima A, Honda K. Electrochemical photolysis of water at a semiconductor electrode. Nature. 1972；238（5358）：37-38.
2) 板橋勇人．グロー放電処理を行ったチタン表面への細胞付着に関する研究．歯材器．1996；15：116-131．
3) Sawase T, et al. A novel characteristic of porous titanium oxide implants. Clin Oral Implants Res. 2007；18（6）：680-685.
4) Aita H, et al. The effect of ultraviolet functionalization of titanium on integration with bone. Biomaterials. 2009；30（6）：1015-1025.
5) Tugulu S, et al. Preparation of superhydrophilic microrough titanium implant surfaces by alkali treatment. J Mater Sci

Mater Med. 2010;21(10):2751-2763.
6) Takemoto S, et al. Platelet adhesion on titanium oxide gels: effect of surface oxidation. Biomaterials. 2004;25(17):3485-3492.

Q63
1) Rupp F, et al. Enhancing surface free energy and hydrophilicity through chemical modification of microstructured titanium implant surfaces. J Biomed Mater Res A. 2006;76(2):323-334.

Q64
1) Wenzel RN. Resistance of solid surfaces to wetting by water. Ind Eng Chem. 1936;28:988-994.

Q67
1) Feng B, et al. Characterization of surface oxide films on titanium and adhesion of osteoblast. Biomaterials. 2003;24(25):4663-4670.
2) Miura T, et al. Change in zeta potential with physicochemical treatment of surface of anatase-form titania particles. J Oral Tissue Engin. 2011;9(2):64-70.
3) Miura T, et al. Ultraviolet irradiation alters adsorption behavior of albumin and lysozyme on titania particles. J Oral Tissue Engin. 2012;9(3):147-151.
4) Hori N, et al. Electrostatic control of protein adsorption on UV-photofunctionalized titanium. Acta Biomater. 2010;6(10):4175-4180.

Q69
1) 三嶋直之ほか．超親水性処理チタンへのケモカイン CXCL12 の吸着特性．日口腔インプラント誌．2016;29(2):114-122.
2) Wei J, et al. Adhesion of mouse fibroblasts on hexamethyldisiloxane surfaces with wide range of wettability. J Biomed Mater Res B Appl Biomater. 2007;81(1):66-75.
3) Wei J, et al. Influence of surface wettability on competitive protein adsorption and initial attachment of osteoblasts. Biomed Mater. 2009;4(4):045002.
4) Linderbäck P, et al. The effect of heat- or ultra violet ozone-treatment of titanium on complement deposition from human blood plasma. Biomaterials. 2010;31(18):4795-4801.
5) Harmankaya N, et al. Healing of complement activating Ti implants compared with non-activating Ti in rat tibia. Acta Biomater. 2012;8(9):3532-3540.
6) Kalghatgi S, et al. Endothelial cell proliferation is enhanced by low dose non-thermal plasma through fibroblast growth factor-2 release. Ann Biomed Eng. 2010;38(3):748-757.
7) 吉成正雄ほか．表面修飾チタンへの骨関連サイトカインの特異的吸着特性．日歯理工誌．2014;33:379.

Q70
1) Sawase T, et al. A novel characteristic of porous titanium oxide implants. Clin Oral Implants Res. 2007;18(6):680-685.
2) Aita H, et al. The effect of ultraviolet functionalization of titanium on integration with bone. Biomaterials. 2009;30(6):1015-1025.
3) Duske K, et al. Atmospheric plasma enhances wettability and cell spreading on dental implant metals. J Clin Periodontol. 2012;39(4):400-407.
4) Han Y, et al. UV-enhanced bioactivity and cell response of micro-arc oxidized titania coatings. Acta Biomater. 2008;4(5):1518-1529.
5) Watanabe H, et al. Change in surface properties of zirconia and initial attachment of osteoblastlike cells with hydrophilic treatment. Dent Mater J. 2012;31(5):806-814.
6) Yamamura K, et al. Influence of various superhydrophilic treatments of titanium on the initial attachment, proliferation, and differentiation of osteoblast-like cells. Dent Mater J. 2015;34(1):120-127.
7) Hirakawa Y, et al. Accelerated bone formation on photo-induced hydrophilic titanium implants: an experimental study in the dog mandible. Clin Oral Implants Res. 2013;24 Suppl A100:139-144.

Q71
1) García JL, et al. Cell proliferation of HaCaT keratinocytes on collagen films modified by argon plasma treatment. Molecules. 2010;15(4):2845-2856.
2) Hoshi N, et al. Response of human fibroblasts to implant surface coated with titanium dioxide photocatalytic films. J Prosthodont Res. 2010;54(4):185-191.
3) Kobune K, et al. Influence of plasma and ultraviolet treatment of zirconia on initial attachment of human oral keratinocytes: expressions of laminin γ 2 and integrin β 4. Dent Mater J. 2014;33(5):696-704.
4) Schwarz F, et al. Effects of surface hydrophilicity and microtopography on early stages of soft and hard tissue integration at non-submerged titanium implants: an immunohistochemical study in dogs. J Periodontol. 2007;78(11):2171-2184.

Q72
1) Gallardo-Moreno AM, et al. In vitro biocompatibility and bacterial adhesion of physico-chemically modified Ti6Al4V surface by means of UV irradiation. Acta Biomater. 2009;5(1):181-192.
2) 山崎弘光ほか．低周波大気圧プラズマジェットによる口腔病原微生物に対する殺菌効果の検討．日歯理工誌．2011;30:175-176.
3) Almaguer-Flores A, et al. Influence of topography and hydrophilicity on initial oral biofilm formation on microstructured titanium surfaces in vitro. Clin Oral Implants Res. 2012;23(3):301-307.

Q74
1) Langer R, Vacanti JP. Tissue engineering. Science. 1993;260(5110):920-926.

COLUMN 24
1) 今村直樹ほか．インプラント植立時における上顎洞底挙上術骨造成部の病理組織学的検討．日口腔インプラント誌．2013;26(4):692-703.
2) Ma D, et al. Enhancing bone formation by transplantation of a scaffold-free tissue-engineered periosteum in a rabbit model. Clin Oral Implants Res. 2011;22(10):1193-1199.
3) Kim SW, et al. Adult stem cells derived from human maxillary sinus membrane and their osteogenic differentiation. Int J Oral Maxillofac Implants. 2009;24(6):991-998.

Q75
1) Shanbhag S, Shanbhag V. Clinical applications of cell-based approaches in alveolar bone augmentation: a systematic review. Clin Implant Dent Relat Res. 2015;17 Suppl 1:e17-34.

Q77
1) Tanabe K, et al. Osteogenic effect of fluvastatin combined with biodegradable gelatin-hydrogel. Dent Mater J. 2012;31(3):489-493.
2) Yoshinari M, et al. Controlled release of simvastatin acid using cyclodextrin inclusion system. Dent Mater J. 2007;26(3):451-456.

COLUMN 29
1) Rowlands DS, et al. The effects of uniquely-processed titanium on biological systems: implications for human health and performance. J Funct Biomater. 2014;5(1):1-14.

索 引

あ

アクチン……51,52
足場……115
圧力……13
アミノ基……56,58
アミノ酸……58
アルカリフォスファターゼ……52
アルブミン……90
アルミナ……10
アルミナインプラント……64
アルミナコーティング……92
アンキローシス……63

い

イオン化傾向……16
イオン結合……10
異種金属接触……19
異種骨……114
イットリア……40
イットリア安定型TZP……40
インテグリン……51,52,72
インテグリン$\alpha_5\beta_1$……80
インテグリン$\alpha_6\beta_4$……80

う

ウェットプロセス……36

え

エキシマランプ……102
エレクトロスプレー法……36
塩基性水酸基……55,56,107
塩基性ゼラチン……119
炎症性サイトカイン……68,108
炎症反応……68

お

応力……13
応力腐食割れ……27
応力誘起変態……41
オステオカルシン……52,62
オステオポンチン……52,62
オゾン……102
オッセオインテグレーション……47,59

か

カーボネートアパタイト……32,37
界面……47
界面動電位……55
化学結合……10
化学的処理法……99,100
過酸化水素水……19,20
荷重……13,46
加水分解……42
硬さ……8,14
活性酸素……25,26
活性酸素種……19,108
カットオフ値……49
カルシウムイオン……90
ガルバニー電流……19
カルボキシル基……58

き

間質細胞由来因子-1……64
間接的骨結合……63
完全撥水……104
官能基……56,58
間葉系幹細胞……52,68,116

き

貴金属……16
気孔率……33
義歯洗浄剤……25
基質小胞……38
急性炎症……23
競争的吸着……110
強弾性ドメインスイッチング……41
共有結合……10
極性力……54
銀イオン……94
金属……10
金属結合……10

く

グルーブ……74
グロー放電……100
クロルアパタイト……32

け

ケイ酸ジルコニウム……39
血管内皮細胞増殖因子……68
結合エネルギー……57
結合様式……10
結晶性……32
血小板……109
血小板由来増殖因子……68
ケモカイン……68
ケラチノサイト……112

こ

高温プラズマ……36
抗菌性ペプチド……86,95
咬合圧……13
咬合力……13
降伏荷重……15
降伏強さ……13,15
高分子……10
固体……10
骨移植材……114
骨芽細胞……52
骨芽細胞様細胞……110
骨関連タンパク質……64,109
骨形成タンパク質……68
骨細胞……52
骨髄間質細胞……68
骨性タンパク質……108
骨性被包……63
骨接触……63
骨接触率……61,111
骨増生法……114
骨伝導……116
骨内膜……69
骨内膜細胞……69
骨補填材……114
骨膜……69
骨誘導……116
コンタクトガイダンス……48,74
コンフォーメーション……65,109

さ

最大高さ……49
サイナスフロアエレベーション……116
サイナスリフト……116
細胞外マトリックス……51,80
細胞接着性タンパク質……108,109
サファイア……65
サファイアインプラント……64
酸化アルミニウム……10
酸化ジルコニウム……10,39
酸化チタン……10,105
酸化膜……16
酸化膜の厚さ……28
算術平均粗さ……49
酸性水酸基……55,56,107
酸性ゼラチン……119
酸素プラズマ……82,102

し

紫外線……102
紫外線処理……96,100
自家骨……114
シグナル分子……115,117
シクロデキストリン……120
歯根膜……71
質量……15
歯肉血管叢……71
歯肉溝滲出液……71
重合体……10
純チタン……11
上顎洞底挙上術……116
焼成温度……32
上皮……70
上皮下結合組織……70
上皮細胞……80,82
上皮ターンオーバー……71
商用純チタン……11
ジルコニア……10,39
ジルコニウム……8,39
ジルコン……39
人工骨……114
親水性……48,53
親水性表面……54
シンバスタチン……120

す

水酸化ナトリウム……20,99,100
水酸基……56,58,105,106
水晶振動子マイクロバランス……65,120
水素結合……10,54,57
垂直的骨吸収……61
スーパーオキシドアニオン……97
スキャフォールド……115,118
ステアケース法……45
ストライエーション……27
ストレイン……15

せ

正孔……97
生体組織工学……115
成長因子増強基質……117
静的強さ……44
静電引力……55
静電気の相互作用……90
生物学的封鎖……70

生物学的幅径	61,71
正方晶	40
正方晶ジルコニア多結晶体	40
生理活性物質	115,117
ゼータ電位	55,90
接合上皮	71
接触角	53,82,96
接着性タンパク質	64,83
接着性ペプチド	56
セメント質	71
セラミックス	10
セリア	40
セリア安定型 TZP	40
線維芽細胞	80,82
線維芽細胞増殖因子	68
線維性被包	62,63

そ

双極子力	54
創傷治癒	47,68
ソケットリフト	116
疎水	48
疎水結合	90
疎水性	53,82
疎水性インデックス	58
疎水性相互作用	90
疎水性表面	54
疎水性有機物	105

た

大気圧プラズマ処理	86
耐久性	43
耐食性	16
代用骨	114
耐力	13
他家骨	114
多血小板血漿	117
炭化水素	98,105,106
単斜晶	40
弾性	14
弾性係数	8,14
弾性ひずみ	14
弾性率	14
炭素	98
タンパク多糖複合体	62

ち

力	13
チタニア	10
チタン	8
チタンアレルギー	18
チタン結合ペプチド	85,95
チタン合金	12
チタンの汚染	98
中性フッ化物	23
超親水化表面処理法	99
超親水性	53,82,104,106
超親水性インプラント	96
超疎水性	53,104

つ

強さ	8,13

て

低圧水銀ランプ	102
低温プラズマ	36,102
低温プラズマ処理	96,100
低温劣化	42
ティッシュエンジニアリング	115
展延性	10
電気化学的現象	17
電極電位	16
電子線マイクロアナライザー	121
転写因子	68

と

同種骨	114
等電点	58,90
洞粘膜	116
特異的吸着	109
特性	46
ドライプロセス	36
トランスフォーミング増殖因子	68
トレシルクロリド処理法	83
トロント会議	59

な

ナノ粗さ	50
ナノ構造	103
ナノファイバー	84
軟組織	70

に

ニッケルチタン	30

ぬ

濡れ性	48,53

ね

熱間静水圧加圧処理	42
熱伝導率	8
熱分解	33

は

バイオオス	114
バイオロジカルエイジング	98
ハイドロキシアパタイト	31,114
薄膜	36
白血球	68
撥水性	53
瘢痕組織	71
バンドギャップ	97,112

ひ

光活性化	96
光機能化	96
光触媒	97
光触媒作用	113
卑金属	16
ヒスタチン 5	95
ひずみ	13
ヒドロキシアパタイト	31
ヒドロキシラジカル	26,97
表面	47
表面粗さ	48,49
表面エネルギー	48,53,54,89
表面改質法	36
表面荷電	48,53,55,90,106
表面形状	48
表面性状	48,53
表面組成	48
表面張力	54
表面電位	89
表面濡れ性	82
疲労強さ	44,46
疲労特性	43
ビンキュリン	51,52

ふ

ファンデルワールス力	10,57
フィブロインテグレーション	70
フィブロネクチン	51,52,64,80,90
フーリエ変換赤外線分光	121
腐食	17
付着上皮	71
フッ化水素酸	20
フッ化第一スズ	21
フッ化ナトリウム	20,21
フッ化物	19,21,92,93
フッ化物処理	86
フッ酸	20
フッ素化合物	20
物理化学的性質	48,53
物理的蒸着	36
物理的処理法	99
不動態	16
部分安定化ジルコニア	40
フラクタル	104
フラクタル表面	53
ブラスト＋酸エッチング処理	44,74,100
プラズマ溶射法	36
フルオロアパタイト	32
ブルシャイト	31
プロテオグリカン	62
分子間力	10,57
分子プレカーサー法	36

へ

ペプチド結合	57
ヘミデスモソーム	83,112
変色	17

ほ

ポアソン比	15
ホイットロカイト	31
補体 C3b	110
ポビドンヨード	20
ホワイトメタル	39

ま

マイクロ＋ナノ構造	44,103,104
マイクロ粗さ	50
マイクログルーブ	74
マクロ粗さ	50
マクロファージ	26,68
マルチグルーブ	74,77
慢性炎症	63

み

密度	8

む

無定形構造物	62

め

メカニカルストレス	115
メチル基	58

も
モノフルオロリン酸ナトリウム……21

や
薬物送達システム……118
ヤング率……14

ゆ
融点……8

よ
溶解性……31
溶解度……31
ヨウ素……20
溶存酸素……24
ヨード……20

ら
ラクトフェリシン……95
ラミニン……51
ラミニン -332……72
ラミニン -5……52,72,80

り
立方晶……40
硫化物……17,19,20
リン酸カルシウム……31,64
リン酸三カルシウム……114
リン酸酸性フッ化ナトリウム……21
リン酸水素カルシウム二水和塩……31
リン酸八カルシウム……31
リン酸四カルシウム……31

る
ルビー……65

れ
レーザーアブレージョン法……36
レーザー顕微鏡……49

数字
I 型コラーゲン……52
2 軸曲げ試験……44

英文
Ag$_2$S……17
ALP……52
ALP 活性……111
APF……21
Arg-Gly-Asp……56
ATZ……42
BIC……111
biologic width……71
Blast + Etching……100
BMP……52
BMP-2……68
Bridge OH……55
brushite……31
Ca$_{10}$（PO$_4$）$_6$（OH）$_2$……31
Calcium phosphate……31
CaP……31
Carbonateapatite……32
CCL2……68
cell processing center……116
CeO$_2$……40
ceramics……10
Ce-TZP……40
Ce-TZP/Al$_2$O$_3$ ナノ複合体……40
-CH$_3$……58
Chlorapataite……32
commercially pure Titanium……11
contact guidance……48
-COOH……58
corrosion……17
CPC……116
cpTi……11
CXCL12……64,68
DCPD……31
DDS……118
Dicalcium phosphate dihydrate……31
discoloration……17
DNA……57
ECM……80
elastic modulus……14
EPMA……121
ESCA……121
FGF-2……68
Fluoroapatite……32
force……13
FT-IR……121
GBR 法……119
GTR 法……119
guided bone regeneration……119
guided tissue regeneration……119
HA……31
hardness……14
HA- コラーゲン複合体……38
HIP 処理……42,43
Hydroxyapatite……31
IL-1……68
Implant Stability Quotient Value……111
INICELL……99
ISO14801……46
ISQ 値……111
Laser-Lok®……79
load……13
MC3T3-E1……110
MCP1……68
metal……10
MFP……21
modulus of elasticity……14
MPa……46
N……46
NaF……21
NanoZR……42
-NH$_2$……58
Ni-Ti……30
occlusal force……13
occlusal pressure……13
OCP……31
Octacalcium phosphate……31
-OH……58
osseointegration……59
osteocalcin……62
osteoconductive……116
osteoinductive……116
osteopontin……62
Osterix……52,68
partially stabilized zirconia……40
PDGF……68
platelet rich plasma……117
PMTC 用ペースト……21
polymer……10
pressure……13
proof stress……13
PRP……117
PSZ……40
QCM……65,120
Ra……49
RGD……56
Roxolid™……12
Runx2……52,68
Rz……49
Sa……49
SDF-1……64,68
Sdr 値……49
SI 接頭語……14
SLA……74
SLActive……96,99,103,111
SnF$_2$……21
strength……13
stress……13
striation……27
tarnish……17
TeCP……31
Terminal OH……55
Tetracalcium phosphate……31
tetragonal zirconia polycrystal……40
TGF-β……68
Ti……8
Ti-6Al-4V……12
Ti-6Al-7Nb……12
TiO$_2$……16
Ti-Zr……29
Ti-Zr 合金……12
TNF-α……68
Y-TZP……40
TZP……40
UV-A……102
UV-B……102
UV-C……102
UVO……102
UV 処理……96
VEGF……68
VUV……102
whitlockite……31
XPS……67,121
X-ray diffraction……35
XRD……35,121
X 線回折……33,35,121
X 線光電子分光……67,121
Y$_2$O$_3$……40
yield strength……13
Young's modulus……14
Zirconium……39
Zr……8,39
ZrO$_2$……39

α
α-TCP……31
α-Tricalcium phosphate……31
α型リン酸三カルシウム……31
β-TCP……31,37,114
β-Tricalcium phosphate……31
β型リン酸三カルシウム……31

クリニカル編目次

Chapter 1　インプラント材料としての適性

Q1　チタン，アパタイト，ジルコニアの，インプラント材料としての適性はどうですか？
　　COLUMN 1　チタンはどんなところに使われているか？
Q2　チタンは折れやすいのですか？

Chapter 2　組み合わせによる不快事項

Q3　インプラント体，アバットメントスクリュー，アバットメント，上部構造は，材料学的に統一すべきですか？
Q4　金銀パラジウム合金はインプラントの上部構造によくないと言われるのは，なぜですか？
　　COLUMN 2　金銀パラジウム合金
Q5　微小漏洩によって細菌が侵入し，アバットメントスクリューが変色することはあるのでしょうか？
Q6　アバットメントスクリューに汚れがある状態でも，酸化チタン膜は十分に機能しているのですか？
Q7　汚れたアバットメントスクリューを清浄化するのに，どのような方法がありますか？
Q8　インプラント体に純チタン，細いアバットメントスクリューに強度の大きなチタン合金を使用する組み合わせは大丈夫ですか？
Q9　インプラント体に純チタン，アバットメントスクリューにチタン合金を用いた場合，摩耗の問題やそれに伴う摩耗粉の影響はあるのでしょうか？
Q10　インプラント体 - アバットメント連結のデザインによって，疲労強度に差が出るのでしょうか？
Q11　インプラント体 - アバットメント連結のデザインによって，マイクロムーブメントやマイクロギャップ，スクリューの緩みは異なるのですか？
　　COLUMN 3　偏心荷重下での繰り返し負荷がインプラントコンポーネントに及ぼす影響

Chapter 3　市販インプラント表面

Q12　市販のインプラントは，どのような表面をしているのですか？
Q13　どのような表面形状が，早期のオッセオインテグレーションに好ましいのでしょうか？
Q14　表面形状に関する *in vivo* 研究は，どうなっていますか？
Q15　チタンプラズマ溶射とブラスト＋酸エッチング処理では，どちらがオッセオインテグレーションしやすいのですか？
Q16　機械加工面をもつインプラントが少なくなっている理由は，何ですか？
Q17　市販インプラントの表面性状は，どうなっていますか？
　　COLUMN 4　チタン酸化膜が厚いほうが骨形成能に優れるか？
　　COLUMN 5　SLActive でみられるナノ構造

Chapter 4　HA コーティングインプラントの特徴と問題点

Q18　ハイドロキシアパタイトなどのリン酸カルシウムは，チタンより骨形成能に優れますか？
Q19　HA コーティングインプラントは有効ですか？
Q20　ハイドロキシアパタイト溶射膜の剥離や脱落は，なぜ起きやすいのですか？
Q21　溶射法 HA コーティングインプラントの取り扱いの留意点は何ですか？
Q22　溶射法の問題点を克服した HA コーティングインプラントはありますか？
Q23　「HA 超薄膜コーティングインプラント」の評価はどうでしょうか？

Chapter 5　ジルコニアインプラントの特徴と問題点

- Q24　ジルコニア修復物が急速に普及しているのは，なぜですか？
  - COLUMN 6　アバットメントスクリューを使用しない締結方式
  - COLUMN 7　「Made in Japan」メタルフリージルコニア修復
- Q25　ジルコニアに陶材を前装して使用した場合，前装陶材はチッピングしやすいのですか？
- Q26　チッピングを減らすためには，どうすればよいのですか？
- Q27　前装陶材を使用しないジルコニア修復は可能ですか？
- Q28　ジルコニア単層材と陶材積層材には，色調，強さに違いがありますか？
  - COLUMN 8　色調，透光性の異なる材料の積層法
  - COLUMN 9　透光性ジルコニアの種類
- Q29　ジルコニアは対合歯を摩耗しませんか？
- Q30　ジルコニアがチタンの摩耗に与える影響はどうですか？
- Q31　ジルコニアの骨形成能は，チタンより劣りますか？
- Q32　ジルコニアへのアパタイトコーティングは，骨形成能を向上させますか？
  - COLUMN 10　分子プレカーサー法によるカーボネートアパタイトコーティング
- Q33　ジルコニアへの超親水性処理は有効ですか？
- Q34　ジルコニアの軟組織との適合性はどうですか？
- Q35　ジルコニアに対するバイオフィルム形成はどうですか？
- Q36　ジルコニアの組織適合性を向上させるには，どのような表面改質が必要ですか？
- Q37　メタルフリージルコニア修復は実現可能ですか？

Chapter 6　インプラント周囲骨の吸収（インプラント周囲炎）

- Q38　インプラント周囲骨の吸収を引き起こす材料学的因子は何ですか？
  - COLUMN 11　インプラント周囲骨の吸収（マージナルボーンロス）＝インプラント周囲炎？
- Q39　金属イオンの溶出がインプラント周囲骨の吸収を引き起こすとすれば，どのような機序が考えられますか？
  - COLUMN 12　ハプテン：不完全抗原，部分抗原
- Q40　金属イオンの溶出は骨吸収関連サイトカインの放出に関係しますか？
- Q41　摩耗粉の放出がインプラント周囲骨の吸収を引き起こすのは，なぜでしょうか？
- Q42　チタンイオンはリポ多糖による炎症反応を助長しますか？
- Q43　インプラント表面の汚れは，インプラント周囲骨の吸収を引き起こす要因になりますか？
- Q44　インプラント周囲炎を引き起こす特定の細菌叢はありますか？
- Q45　インプラント周囲炎発症に関わる細菌感染には，どのような経路が考えられますか？

Chapter 7　メインテナンス：デブライドメント

- Q46　インプラント周囲炎の治療には，どのような方法が提案されていますか？
  - COLUMN 13　メインテナンス時の診査項目，診査方法
  - COLUMN 14　インプラントにプロービングは有効か？
- Q47　インプラント周囲炎の支持療法には，どのような方法が提案されていますか？
- Q48　非外科的療法には，どのような方法が推奨されますか？
- Q49　フォトダイナミックセラピーの効果はどうですか？
- Q50　外科的療法には，どのような方法が推奨されますか？
- Q51　機械的・物理的な清掃では，どれが推奨されますか？
- Q52　エアーアブレーション用パウダーは，どれが推奨されますか？
- Q53　歯科用レーザーは，どれが推奨されますか？
- Q54　再生療法的アプローチには，どのような方法がありますか？
- Q55　その他には，どのような方法がありますか？

COLUMN 15　SLA処理チタン板上での除菌 in vitro 試験
Q56　アバットメント，上部構造への応用で，光活性化処理は効果的ですか？

Chapter 8　力の関与

Q57　インプラント周囲骨の吸収にオーバーロードが関与しますか？
Q58　オーバーロードにより骨吸収を起こす機序として，どのようなことが考えられますか？
Q59　メカノスタット理論によって，インプラント周囲骨の吸収が説明できますか？
Q60　インプラントと骨の弾性係数の差から，インプラント周囲骨の吸収が説明できますか？
Q61　弾性係数の違いが皮質骨に応力集中を起こさせますか？
　　　COLUMN 16　メカニカルストレスと骨細胞
　　　COLUMN 17　骨細胞と骨リモデリング
　　　COLUMN 18　メカニカルストレスに対する骨膜と歯根膜の役割
　　　COLUMN 19　矯正力による歯の移動のメカニズム（骨細胞の役割）
Q62　オーバーロードにより発症するインプラント周囲骨の吸収には，どのような因子が関与しますか？
Q63　ブリッジポンティック直下の骨隆起の原因として，何が考えられますか？
　　　COLUMN 20　無負荷インプラントの周囲骨に吸収が起こらなかった例
　　　COLUMN 21　3本連結の中央のインプラント周囲に骨吸収が生じる
　　　COLUMN 22　骨強度（骨密度と骨質）のNIHコンセンサス

Chapter 9　骨補填材（臨床編）

Q64　市販の骨補填材の比較はどうですか？
Q65　市販の骨補填材の臨床的な使い分けの注意点は何ですか？
Q66　リン酸カルシウム - コラーゲン複合体はどうですか？
Q67　リン酸カルシウム骨ペーストは，インプラントへの応用の可能性がありますか？
Q68　天然高分子の性質はどうですか？
Q69　合成高分子にはどのようなものがあり，どのような特徴がありますか？
Q70　GBR法には何が使われ，特徴は何ですか？
Q71　チタンメッシュプレートやチタンスキャフォールドは，どのようなときに使用されますか？

Chapter 10　展望

Q72　医療系ファブラボとは何ですか？
Q73　テーラーメイド・生体多機能化インプラントとは何ですか？
Q74　軟組織と接する部位，口腔内露出部位は，どのような表面改質が有効ですか？
Q75　複根歯インプラントの意義は何ですか？
Q76　単根歯インプラント埋入により，顎骨の骨質は変化しますか？
　　　COLUMN 23　人工的に再生した骨の強度は十分か？
Q77　インプラント体スレッドの方向によって，周囲骨の構造は変化しますか？
Q78　骨接触部のインプラントの弾性係数を小さくすることはできますか？
Q79　薬物送達システムにより骨形成促進は可能ですか？
Q80　骨形成を促進する表面改質法としては何が考えられますか？
Q81　テーラーメイドによる顎骨再生用スキャフォールドには，何が有効ですか？
　　　COLUMN 24　バイオハイブリッドインプラント
　　　COLUMN 25　撤去を余儀なくされたインプラント例

【著者略歴】

吉成 正雄
Masao Yoshinari, B. Sc., Ph. D.

1949年	茨城県に生まれる
1968年	茨城県立水戸第一高等学校卒業
1972年	茨城大学工学部電子工学科卒業
1974年	東京歯科大学歯科理工学講座 助手
1980年	東京歯科大学歯科理工学講座 講師
1986年	歯学博士の学位受領（東京歯科大学）
1992年	スウェーデン王国ルンド大学 客員研究員
1998年	東京歯科大学歯科理工学講座 助教授
1998年	経済産業省インプラント材料の試験方法関係JIS原案作成委員会委員
2002年	日本歯科材料協議会 ISO/TC194/SC8（インプラント）歯科対策委員会委員
2003年	日本口腔インプラント学会認定制度による基礎系指導者
2003年	日本歯科理工学会認定制度による Dental Materials Senior Adviser
2008年	東京歯科大学歯科理工学講座・口腔科学研究センター教授（口腔インプラント学研究室主任）
2015年	東京歯科大学口腔科学研究センター客員教授

インプラント材料Q&A　臨床の疑問に答える
マテリアル編　　　　　　　　　ISBN978-4-263-46133-4
2017年12月10日　第1版第1刷発行

著　者　吉　成　正　雄
発行者　白　石　泰　夫
発行所　医歯薬出版株式会社
〒113-8612 東京都文京区本駒込1-7-10
TEL.（03）5395-7634（編集）・7630（販売）
FAX.（03）5395-7639（編集）・7633（販売）
https://www.ishiyaku.co.jp/
郵便振替番号　00190-5-13816

乱丁，落丁の際はお取り替えいたします　　印刷・三報社印刷／製本・皆川製本所
Ⓒ Ishiyaku Publishers, Inc., 2017. Printed in Japan

本書の複製権・翻訳権・翻案権・上映権・譲渡権・貸与権・公衆送信権（送信可能化権を含む）・口述権は，医歯薬出版(株)が保有します．

本書を無断で複製する行為（コピー，スキャン，デジタルデータ化など）は，「私的使用のための複製」などの著作権法上の限られた例外を除き禁じられています．また私的使用に該当する場合であっても，請負業者等の第三者に依頼し上記の行為を行うことは違法となります．

JCOPY ＜(社)出版者著作権管理機構 委託出版物＞
本書をコピーやスキャン等により複製される場合は，そのつど事前に(社)出版者著作権管理機構（電話03-3513-6969，FAX 03-3513-6979，e-mail:info@jcopy.or.jp）の許諾を得てください．